Anita Heßmann-Kosaris

Iss dich schlank
mit der
Blutgruppen-Diät

Die 100 besten Rezepte für Ihren Bluttyp

Spielend leicht und gesund abnehmen

Mosaik

Inhalt

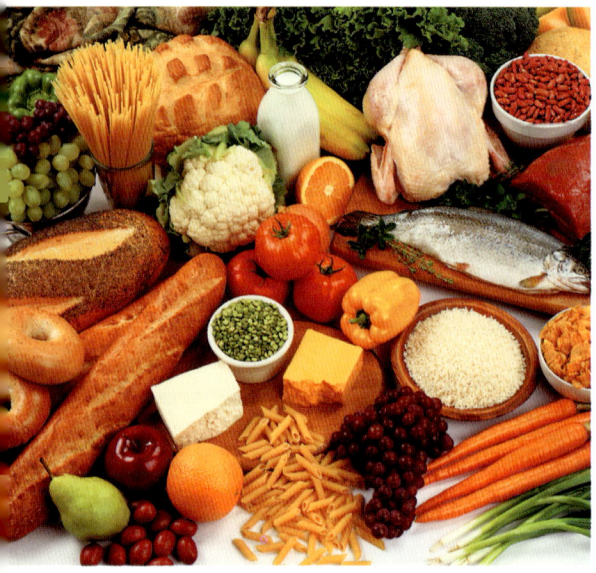

14	**Appetit aufs Abnehmen**
14	**Gehen Sie es gelassen an**
16	Kilos verlieren, ohne zu verzichten
17	Nach Herzenslust kombinieren
17	Tauschen erlaubt
19	Experimentieren erwünscht
21	**Woran Sie jetzt noch denken sollten**
23	**Für alle Blutgruppen auf einen Blick: empfehlenswerte oder nur wenig bekömmliche Nahrungsmittel**
41	**Die ideale Kost für Blutgruppe 0**
41	**Frühstück und Co.**
41	Ab und zu ein Müsli? Jein!
42	Ein bisschen Brot muss sein
43	Was darf es noch sein?
43	Die besten Getränke: Tees
44	**Leicht und lecker: kleine Mahlzeiten für zwischendurch**
50	**Bekömmlich und köstlich: abwechslungsreiche Hauptgerichte**
60	**Nicht nur für Bluttyp 0: Saucen und Dressings für alle Blutgruppen**

4	**So essen Sie sich schlank**
4	**Ernährung: einfach, aber individuell**
6	**Es liegt uns im Blut**
6	Sind Sie Fleischesser, Vegetarier oder Allesesser?
8	Warum uns so manches nicht bekommt
8	Regel Nummer eins: die Dickmacher streichen
11	Wie die Auswahl der Nahrungsmittel überhaupt zustande kommt
12	Auch das ist wichtig: Bleiben Sie in Bewegung!

Inhalt

64	**Die ideale Kost für Blutgruppe A**
64	**Frühstück und Co.**
64	Täglich ein Müsli? Aber ja!
65	Brot: am besten aus gekeimtem Weizen
66	Getränke: Bohnenkaffee ist okay
67	**Leicht und lecker: kleine Mahlzeiten für zwischendurch**
72	**Bekömmlich und köstlich: abwechslungsreiche Hauptgerichte**
80	**Die ideale Kost für Blutgruppe B**
80	**Frühstück und Co.**
80	Müsli: am besten mit Reis, Hafer oder Dinkel
82	Die Brotauswahl: Pumpernickel ist raus
82	Die besten Getränke: grüner Tee und Säfte
83	**Leicht und lecker: kleine Mahlzeiten für zwischendurch**
88	**Bekömmlich und köstlich: abwechslungsreiche Hauptgerichte**

97	**Die ideale Kost für Blutgruppe AB**
98	**Frühstück und Co.**
98	Müsli: ideal mit Sauermilchprodukten
98	Brot: ohne die schädlichen Gluten-Lektine
99	Getränke: Klassiker wie Kaffee und Tee
100	**Leicht und lecker: kleine Mahlzeiten für zwischendurch**
105	**Bekömmlich und köstlich: abwechslungsreiche Hauptgerichte**

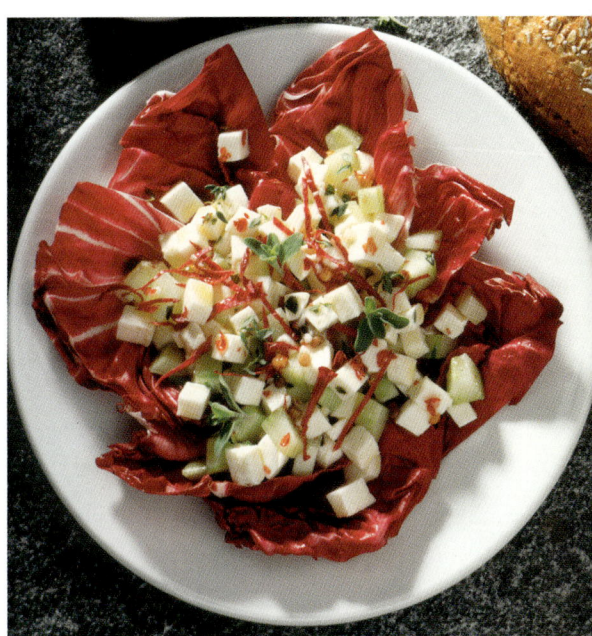

Kapitel 1

So essen Sie sich schlank

Es klingt verblüffend einfach: Man isst all das, was für die eigene Blutgruppe am bekömmlichsten oder zumindest ganz verträglich ist, und schon schwinden die Fettpölsterchen. Dass dies tatsächlich funktioniert – und man dabei topfit bleibt und sich rundherum wohl fühlt –, das haben längst Heerscharen von Abspeckwilligen am eigenen Leib erfahren. Zuerst in den USA, wo dieses sensationelle Ernährungsprogramm bereits seit Jahren auf der Diäten-Hitliste steht, und inzwischen auch bei uns.

Ernährung: einfach, aber individuell

Mit der Blutgruppen-Diät ist es leicht, abzunehmen und sich dabei rundum besser zu fühlen und fit zu bleiben

Haben Sie auch schon so manche vermeintliche »Superdiät« mit den besten Absichten angefangen und dann verdrossen wieder aufgegeben? Solche Rückschläge brauchen Sie bei der Blutgruppen-Diät nicht zu befürchten. Denn hierbei handelt es sich keineswegs um eine pure Abspeckstrategie, sondern vielmehr um ein denkbar einfaches, aber dennoch effektives Ernährungskonzept für den Alltag. Mit dem Sie – ohne zu hungern und ohne Kalorien zu zählen – auf Dauer Ihr Körpergewicht wieder ins Lot bringen.

»Einfach« bedeutet nicht, dass Sie fortan mit einer eintönigen Kost vorlieb nehmen müssen. Ganz im Gegenteil – wie die rund hundert Rezepte in diesem Buch zeigen. Probieren Sie es aus und Sie werden feststellen, wie abwechslungsreich, schmackhaft und kerngesund es ist, sich nach dem Blutgruppen-Plan schlank zu essen!

Die Pfunde purzeln – doch das ist genau genommen nur eine angenehme Begleiterscheinung

Das Besondere daran: Zum einen ist die Auswahl individuell auf den jeweiligen Blutgruppen-Typ zugeschnitten, und zum anderen bringen Sie leichte und leckere Gerichte, von der Rohkost über Steaks bis zur süßen Speise, ohne großen Aufwand schnell auf den Tisch. Beim Zusammenstellen der Menüs wurde an die europäischen Geschmacksvorlieben gedacht. Daher können Sie jede Mahlzeit ohne weiteres mit den gängigen Nahrungsmitteln zubereiten, die es bei uns auf allen größeren Wochen-

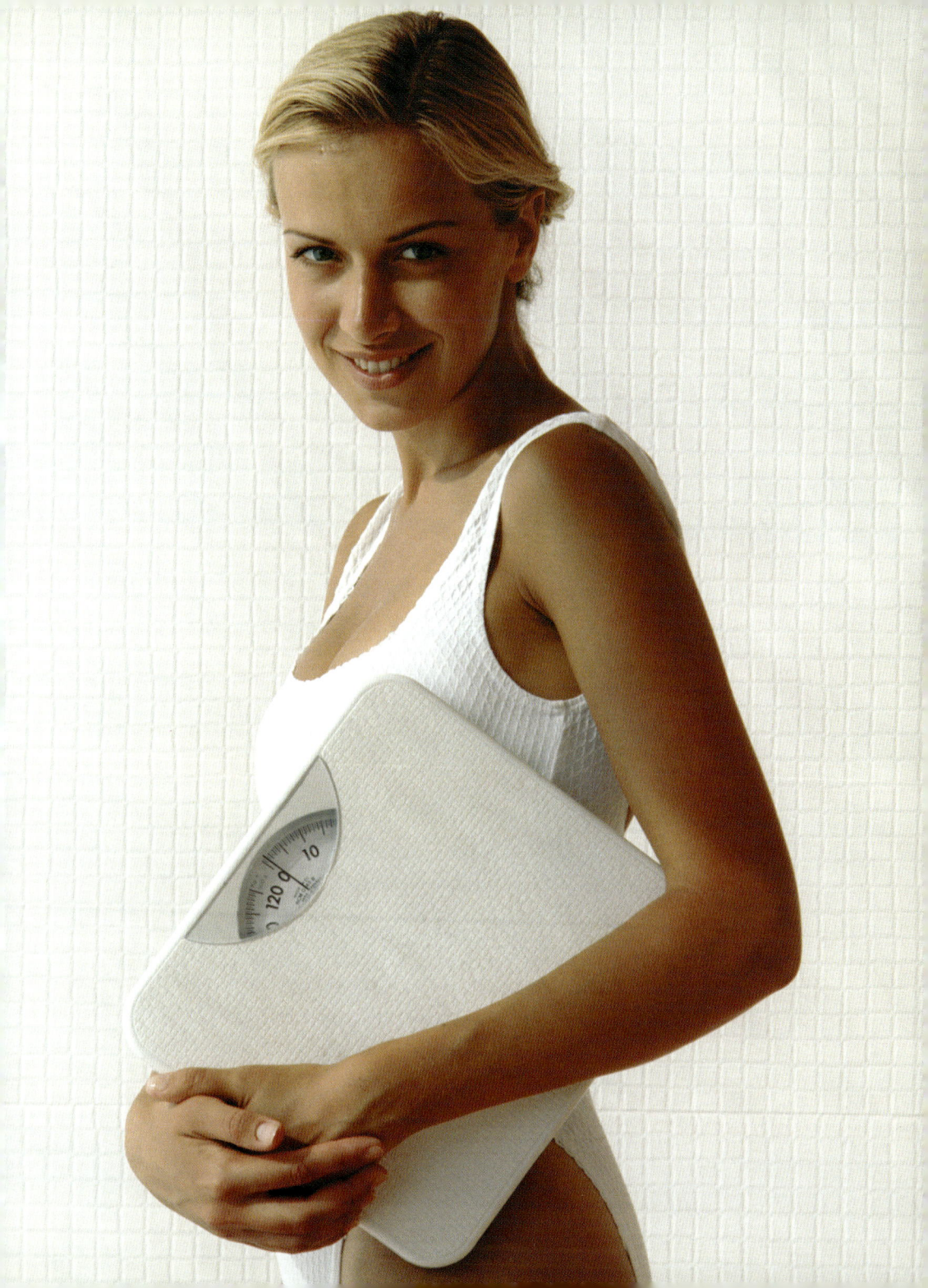

So essen Sie sich schlank

märkten und in gut sortierten Supermärkten zu kaufen gibt. Natürlich erfahren Sie aber auch etwas über die hierzulande noch wenig bekannten Zutaten, die von den US-Blutgruppen-Forschern favorisiert werden.

Es liegt uns im Blut

Eigentlich ist es ganz logisch, dass es mit der Blutgruppen-Diät leichter als mit jeder anderen Diät ist, auf Dauer eine gute Figur zu machen und zu behalten. Denn diese Ernährungsform berücksichtigt unsere ureigene »biochemische Individualität«, also die Art und Weise, wie der Körper mit der Nahrung klarkommt. Da jede Blutgruppe die genetische Botschaft der Ernährungs- und Verhaltensweisen unserer Vorfahren enthält und viele dieser Merkmale uns noch heute beeinflussen, hilft uns das Wissen um diese Zusammenhänge auch bei der Auswahl der richtigen Nahrungsmittel.

Dass unsere Ernährung in einer direkten Wechselbeziehung zu den Blutgruppen steht, hat als Erster der US-Naturheilmediziner Dr. Peter D'Adamo auf den Punkt gebracht

Welche Kost für Menschen mit der einen oder anderen Blutgruppe am vorteilhaftesten ist, das hat vor Jahren erstmals der New Yorker Arzt und Naturheiler Dr. Peter D'Adamo mit einem Team von Wissenschaftlern ermittelt.* Und die Studien mit Tausenden von Teilnehmern sind längst noch nicht abgeschlossen. Dabei richten die Mediziner ihr Hauptaugenmerk auf die individuellen genetischen, immunologischen und biochemischen Besonderheiten der vier häufigsten Blutgruppen 0, A, B und AB, da sich die einzelnen Bluttypen am auffälligsten hinsichtlich der Verdauung und der Immunabwehr unterscheiden.

Sind Sie Fleischesser, Vegetarier oder Allesesser?
Aus der von den US-Experten ausgearbeiteten Angebotspalette (siehe Tabelle Seite 24–40) brauchen Abspeckwillige nur die Nahrungsmittel herauszugreifen, die ihrer Blutgruppe zufolge »naturgemäß« besonders bekömmlich sind.
Wer beispielsweise **Blutgruppe 0** besitzt, sollte Fleisch, Geflügel und Fisch essen. Diese Blutgruppe stammt entwicklungsgeschichtlich von den Jägern und Sammlern ab, die sich vorwiegend von Fleisch ernährten. Heute haben rund 40 Prozent aller Deutschen Blut vom Typ 0. Charakteristisch für diese Menschen ist eine robuste Verdauung und ein

---

* Wie es überhaupt zu der sensationellen Erkenntnis kam, welche Folgen das biologische Vermächtnis ganz allgemein für unsere Essgewohnheiten hat und warum auch Allergikern die richtige blutgruppenverträgliche Zusammensetzung der Nahrung zugute kommt, darüber erfahren Sie einiges mehr in dem Mosaik-Ratgeber »Die Blutgruppen-Diät«.

Es liegt uns im Blut

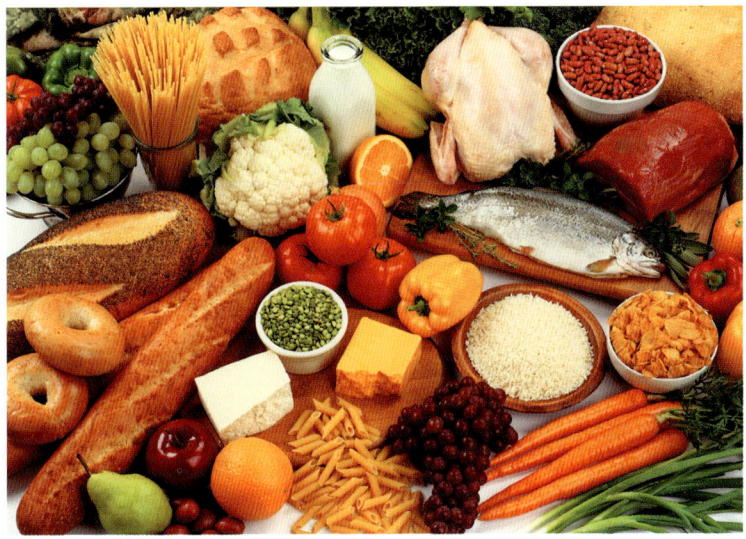

äußerst aktives Immunsystem, das sehr schnell auf neue Einflüsse und Umstellungen reagiert, mitunter auch überreagiert.
Das empfindliche Verdauungssystem von Menschen mit **Blutgruppe A** kommt besser mit pflanzlichem Eiweiß zurecht, vor allem mit Gemüse und Getreide. Denn die sesshaften Vorfahren dieses Bluttyps, der sich vermutlich als Reaktion auf die neuen Umweltbedingungen zwischen 25 000 und 15 000 v. Chr. entwickelte, ernährten sich zunehmend von pflanzlicher Kost. Mit Blutgruppe A sind rund 44 Prozent aller Deutschen ausgestattet. Ihr Immunsystem ist äußerst sensibel und anpassungsfähig.
Wer **Blutgruppe B** hat, ist beinahe ein Allesesser. Dieser Bluttyp, den hierzulande schätzungsweise 11 Prozent der Bevölkerung aufweisen, entstand vor mehr als 10 000 Jahren durch die Vermischung verschiedener Stämme und die Anpassung an neue klimatische Verhältnisse. Eine sesshafte Gruppe bildete feste Ackerbaugemeinschaften, während eine andere, nomadische Gruppe bis in den Osten Europas vordrang. Die Hauptnahrung bestand zu dieser Zeit aus Milch- und Agrarprodukten sowie Fleisch. Charakteristisch für Menschen mit Bluttyp B ist ein starkes und anpassungsfähiges Verdauungs- und Immunsystem.
Als moderner Mischköstler mit empfindlichem Verdauungstrakt wird der **Bluttyp AB** eingestuft. Diese jüngste Blutgruppe ist allenfalls 1000 bis

Der Rhesusfaktor ist eine von der Blutgruppe unabhängige Eigenschaft des Blutes

So essen Sie sich schlank

1500 Jahre alt und das Ergebnis der Vermischung von Volksstämmen mit der Blutgruppe A und B. Gerade mal 5 Prozent der Deutschen haben diese seltene Blutgruppe. Ihr Immunsystem ist recht flexibel, da es die Merkmale von Bluttyp A und B in sich vereint.

Warum uns so manches nicht bekommt

Dass ein und dieselbe Kost von Menschen mit unterschiedlicher Blutgruppe nicht gleich gut vertragen wird, hat etwas mit Eiweißstoffen – den so genannten Lektinen – in den Nahrungsmitteln zu tun. Sie sind den spezifischen Immunstoffen der Blutgruppen verblüffend ähnlich. Das bedeutet: Sobald wir etwas essen, was unserer Blutgruppe nicht entspricht, reagiert unser Organismus fast so, als würden zwei unverträgliche Blutgruppen zusammentreffen. Die körpereigene Abwehr wird aktiv, um gegen die Eindringlinge vorzugehen. Es kommt in einem Organ oder einem Organsystem zur Verklumpung von Blutzellen (Agglutination) und zu Abstoßungsreaktionen. Ein Paradebeispiel ist das Milcheiweiß, das Bluttyp-B-ähnliche Eigenschaften aufweist. Trinkt ein Mensch mit Blutgruppe A Milch, versucht sein Organismus durch Zusammenklumpen von Blutzellen die Milch abzustoßen.

Kurzum: Der Verzehr von blutgruppenunverträglichen Nahrungsmitteln führt dazu, dass der Organismus die Nährstoffe nicht richtig verarbeitet. Folglich können die Verdauung, die Insulinproduktion und der Stoffwechsel nicht reibungslos funktionieren. Die sichtbaren Zeichen: unschöne Fettpolster und Wassereinlagerungen (Ödeme). Das sind aber noch die eher harmlosen Auswirkungen. Auch Fäulnisprozesse im Darm, Entzündungen der Gelenke, Gefäßverschlüsse, die das Risiko eines Herzinfarkts oder Schlaganfalls erhöhen, und viele andere Gesundheitsprobleme gehen auf das Konto der Lektine. Nicht zuletzt können auch Nieren und Leber in Mitleidenschaft gezogen werden. Es ist übrigens nur eine winzige Anzahl von Lektinen, die solche massiven Reaktionen im Organismus auslösen.

Regel Nummer eins: die Dickmacher streichen

Da Lektine in vielen Nahrungsmitteln reichlich vorkommen, ist es nicht möglich, sie gänzlich zu verbannen. Das ist auch gar nicht nötig, zumal einige Lektine durchaus für den Organismus von Nutzen sind. Beispielsweise indem sie in den Gallengängen oder auf der Oberfläche der Leber mithelfen, Krankheitserreger dingfest zu machen. Was aber kann man tun, um sich gesund zu ernähren und dabei langsam, aber sicher

Durch das Erhitzen von Milch wird das Milcheiweiß denaturiert, was es für den Menschen leichter verdaulich macht

Lektine sind Eiweißverbindungen, die sich an bestimmte Zellen heften

Es liegt uns im Blut

sein Wunschgewicht zu erreichen? Das Wichtigste ist, diejenigen Nahrungsmittel zu favorisieren, deren Eiweißstoffe sich mit der eigenen Blutgruppe gut vertragen. Dr. Peter D'Adamo, der systematisch die Zusammenhänge von Lebens- und Ernährungsweise, Gesundheit und Krankheit verfolgte (und seine Erkenntnisse gemeinsam mit Catherine Withney in dem Buch »4 Blutgruppen – 4 Strategien für ein gesundes Leben« veröffentlichte), hat bereits einen Großteil solcher Nahrungsmittel ausgemacht.
Hier sehen Sie auf einen Blick, auf welchem Weg die als Schlankmacher eingestuften Nahrungsmittel die Gewichtsabnahme fördern:

NAHRUNGSMITTEL, DIE DIE GEWICHTSABNAHME FÖRDERN	
Steigern die Produktion von Schilddrüsenhormonen	**Blutgruppe**
Algenextrakt (Kelp)	0
Fisch und Meeresfrüchte	0
Jodsalz	0
Fördern den Stoffwechsel	**Blutgruppe**
Leber	0
Rotes Fleisch	0
Fleisch	B
Fisch und Meeresfrüchte	AB
Eier	B
Milchprodukte, fettarm	B
Tofu (Sojaquark/Sojakäse)	AB
Grüner Blattkohl (Grünkohl)	0
Spinat	0
Brokkoli	0
Gemüse (aus der Kategorie »Vorteilhaft«)	A
Blattgemüse	B
Grünes Gemüse	AB
Steigern die Insulinproduktion	**Blutgruppe**
Milchprodukte	AB
Algenextrakt (Kelp)	AB
Erleichtern die Verdauung	**Blutgruppe**
Pflanzenöle	A
Sojaerzeugnisse	A
Ananas	A, AB

In dem Mosaik-Ratgeber »Die Blutgruppen-Diät« finden Sie noch mehr Hinweise, worauf es bei der Auswahl und der Zusammenstellung der einzelnen Zutaten ankommt

So essen Sie sich schlank

Hier eine Übersicht, auf welchem Weg die typischen Dickmacher dem Organismus zusetzen:

NAHRUNGSMITTEL, DIE DIE GEWICHTSZUNAHME FÖRDERN	
Hemmen die Produktion	
von Schilddrüsenhormonen	**Blutgruppe**
Kohl (Weißkohl)	0
Rosenkohl	0
Blumenkohl	0
Senfkohlblätter	0
Bremsen den Stoffwechsel	**Blutgruppe**
Milchprodukte	A
Erdnüsse	B
Sesamsamen	B
Mais	0, B
Kidneybohnen	0, A, AB
Limabohnen	AB
Linsen	B
Buchweizen	B
Weizen	0, A, B, AB
Stören das Säure-Basen-Gleichgewicht	**Blutgruppe**
Linsen	0
Stören die Insulinproduktion	**Blutgruppe**
Erdnüsse	B
Sesamsamen	B
Samen	AB
Mais	0, B, AB
Kidneybohnen	A, AB
Limabohnen	A, AB
Linsen	B
Weizen	0, A, B, AB
Buchweizen	B, AB
Belasten die Verdauung	**Blutgruppe**
Fleisch	A
Rotes Fleisch	AB
Kidneybohnen	A
Linsen	B
Buchweizen	B
Weizen	B

Vom Lektin im Weizen, dem Klebereiweiß »Gluten«, weiß man, dass es sich an die Schleimhaut des Darms heftet und dort massive Entzündungen hervorrufen kann

Es liegt uns im Blut

Wie die Auswahl der Nahrungsmittel überhaupt zustande kommt

In der Liste auf Seite 24–40 finden Sie noch weitere Nahrungsmittel, die von den Blutgruppen-Forschern in die Kategorien »Vorteilhaft«, »Neutral« oder »Vermeiden« eingestuft worden sind. Denn für die blutgruppenorientierte Ernährung sind nicht allein die spezifischen Eiweißstoffe ausschlaggebend. Der Anteil an Kohlenhydraten, Fetten, Proteinen (Eiweiß), an Vitaminen und Mineralstoffen spielt ebenfalls eine Rolle, zumal es bei der Verwertung der Nährstoffe wiederum blutgruppenspezifische Unterschiede gibt. Ein weiteres wesentliches Kriterium ist die Art und Weise, wie der Organismus die Nahrungsbestandteile aufspaltet, verwertet und abbaut.

Bei der Auswahl der Nahrungsmittel stützten sich Dr. D'Adamo und seine Crew zum einen auf wissenschaftliche Analysen von Lektinforschern, Immunologen und Ernährungswissenschaftlern in aller Welt. Darüber hinaus berücksichtigten sie Daten und Beobachtungen der empirischen Forschung. Der Naturheilarzt spricht von Tausenden von Patienten, deren praktische Erfahrungen mit der neuen Kostform in diese Studien eingegangen sind. Da laufend neue Beobachtungen in die Ergebnisse einfließen, kann es immer wieder einmal zu Verschiebungen innerhalb der einzelnen Kategorien kommen. Ein Beispiel: Blutgruppe B soll den zunächst als neutral eingestuften Pumpernickel nunmehr ganz vermeiden. Und Blutgruppe A sollte auf sauer eingelegte Konserven, die vormals in Maßen erlaubt waren, jetzt doch besser völlig verzichten.

Wer sich die Nahrungsmittelliste genauer ansieht, wird feststellen, dass das eine oder andere bei uns durchaus gängige Nahrungsmittel, Gewürz oder Kraut fehlt. Das mag daran liegen, dass dieses Nahrungsmittel noch nicht in die chemischen Analysen der Lektinforscher einbezogen worden ist. Oder es gibt noch keine ausreichenden Erkenntnisse darüber, wie die Nahrungsbestandteile vom menschlichen Organismus aufgespalten, verwertet und abgebaut werden. Hinzu kommt, dass sich die Auswertungen zur Blutgruppen-Diät, die ja in den USA konzipiert wurde, vorwiegend auf Produkte des amerikanischen Marktes beziehen. Und dort ist vieles von dem, was bei uns zur alltäglichen Ernährung gehört (wie etwa Quark oder Feldsalat), kaum bekannt. Dafür sind andere Nahrungsmittel, wie beispielsweise Senfkohlblätter oder rote Pfefferflocken, hierzulande eher exotisch und meist nur in wenigen Spezialgeschäften zu bekommen. Ebenso tauchen manche Meeresbewohner in unseren heimischen Fischgeschäften kaum auf, wie der Mahimahi oder Blaufisch.

Da längst noch nicht alle Nahrungsmittel auf ihre Blutgruppenverträglichkeit analysiert sind, wird die Liste länger und länger

Werfen Sie nicht gleich die Flinte ins Korn, wenn Sie Ihren Leib- und Magentee, eine Obstsorte oder ein vertrautes Gewürz nicht in der Nahrungsmitteltabelle entdecken

So essen Sie sich schlank

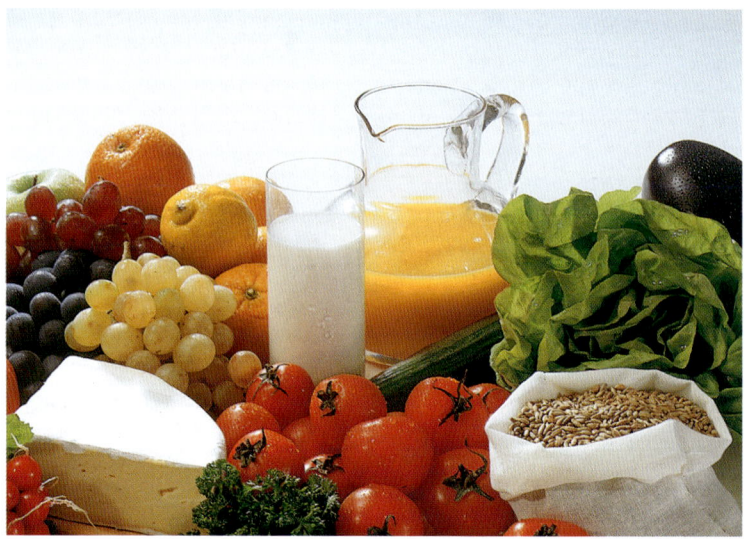

Außerdem muss bedacht werden, dass die Inhaltsstoffe eines ausgewerteten Nahrungsmittels nicht unbedingt völlig identisch mit denen seines deutschen Namensvetters sind. Den gehaltvollen Grünkohl, unsere nordische Spezialität, gibt es beispielsweise in den Vereinigten Staaten in anderen Varietäten. Und manche Fische haben trotz gleichen Namens aufgrund des anderen Lebensraums womöglich einen abweichenden Fettgehalt.

Doch lassen Sie sich durch solche vermeintlichen Ungereimtheiten nicht davon abhalten, mit Hilfe der Blutgruppen-Diät Ihren überflüssigen Pfunden den Kampf anzusagen. Immerhin ist es schon ein wichtiger Schritt, wenn es fürs Erste gelingt, überkommene Ernährungsgewohnheiten zu modifizieren. Konkret bedeutet das, die »Störenfriede« aus der alltäglichen Ernährung zu verbannen, von denen bekannt ist, dass sie den Stoffwechsel gehörig durcheinander bringen. Wie das beispielsweise beim Weizen oder dem Hühnerfleisch der Fall ist.

Auch das ist wichtig: Bleiben Sie in Bewegung!

Damit sich die Ernährung nach dem Blutgruppen-Plan insgesamt auf Ihr Wohlbefinden und Ihre Fitness auswirkt, sollte körperliche Bewegung ein fester Programmpunkt in Ihrem Tagesablauf sein. Auch da hat Peter D'Adamo einige blutgruppentypische Besonderheiten ausgemacht:

Es liegt uns im Blut

- Menschen mit Blutgruppe 0 reagieren unmittelbar auf Stress. Sie brauchen intensive Bewegung und wettkampforientierte Sportarten, um den Kopf von belastenden Gedanken freizublasen. Ideal sind Aerobic, Schwimmen, Kampfsport, Inlineskating, Gewichtstraining und Jogging.
- Blutgruppe A reagiert sich in Stresssituationen mit geistigen Mitteln ab. Entspannung ist also angesagt – am besten mit Übungen wie Tai Chi und Yoga. Aber auch Golf, Stretching, Gehen und Radfahren sind optimal.
- Wer Bluttyp B hat, kann Stress gut wegstecken. Hier raten die Fachleute zu mäßig anstrengenden Aktivitäten im Kreis anderer. Das kann beispielsweise Tennis oder Wandern, Golfspielen oder Gymnastik, Yoga oder Aerobic sein.
- Blutgruppe AB zeigt in Sachen Stressbewältigung ähnliche Züge wie Blutgruppe A. Ausdauersportarten wie Wandern, Schwimmen oder Radfahren sollen den körperlichen Ausgleich bringen.

Bauen Sie Fitnessübungen in Ihr tägliches Bewegungsprogramm ein, die sich als besonders günstig für Menschen mit Ihrer Blutgruppe herausgestellt haben

Kapitel 2

Appetit aufs Abnehmen

Wer sich zum ersten Mal mit der Blutgruppen-Diät befasst, sollte sich Zeit nehmen und ruhig ein bisschen experimentieren, um herauszufinden, welche Kost sich am besten in den bisherigen Speiseplan einbauen lässt. Schließlich soll sie auch den eigenen Geschmacksvorlieben am nächsten kommen. Sollten Sie übrigens nicht wissen, welcher Gruppe Ihr Lebenssaft angehört, dann fassen Sie doch die Gelegenheit beim Schopf und spenden Sie Blut. Sie können Ihre Blutgruppe aber auch beim Arzt bestimmen lassen.

Gehen Sie es gelassen an

Die Rezeptauswahl zeigt, dass es auch mit den vertrauten Zutaten und Beilagen leicht ist, sich nach der Blutgruppen-Diät schmackhaft zu ernähren

Bevor Sie sich daran machen, Ihren gewohnten Speiseplan auf den Kopf zu stellen, sollten Sie ein paar Tipps beherzigen: Starten Sie nicht so einfach von heute auf morgen, indem Sie sich strikt an die vorteilhaften Nahrungsmittel halten und nur gelegentlich die Mahlzeiten mit neutralen Zutaten und Gewürzen ergänzen. Besser ist, Sie geben Magen und Darm Zeit, sich auf die neuen Bedingungen einzustellen. Sie können sich darauf verlassen, dass Sie die überflüssigen Pfunde auch dann langsam, aber sicher verlieren, wenn Sie ganz allmählich die für Ihre Blutgruppe empfehlenswerten Nahrungsmittel in Ihre Ernährung einbeziehen und die Dickmacher links liegen lassen.

Trauen Sie Ihrem eigenen Geschmack! Kombinieren Sie anfangs ruhig nach Lust und Laune Lebensmittel aus der Kategorie »Neutral«, die Ihnen besonders behagen, mit den absoluten Favoriten aus der Kategorie »Vorteilhaft«. Die Mahlzeiten sollten stets so abwechslungsreich wie möglich sein. Dann haben Sie Gewissheit, dass alle wichtigen Vitamine, Mineralien und Vitalstoffe enthalten sind – und der Genuss nicht auf der Strecke bleibt.

Es ist fürs Erste ja schon viel gewonnen, wenn es Ihnen gelingt, einen großen Bogen um die Nahrungsmittel zu machen, deren Lektine sich mit Ihrer Blutgruppe nicht vertragen (siehe Seite 10).

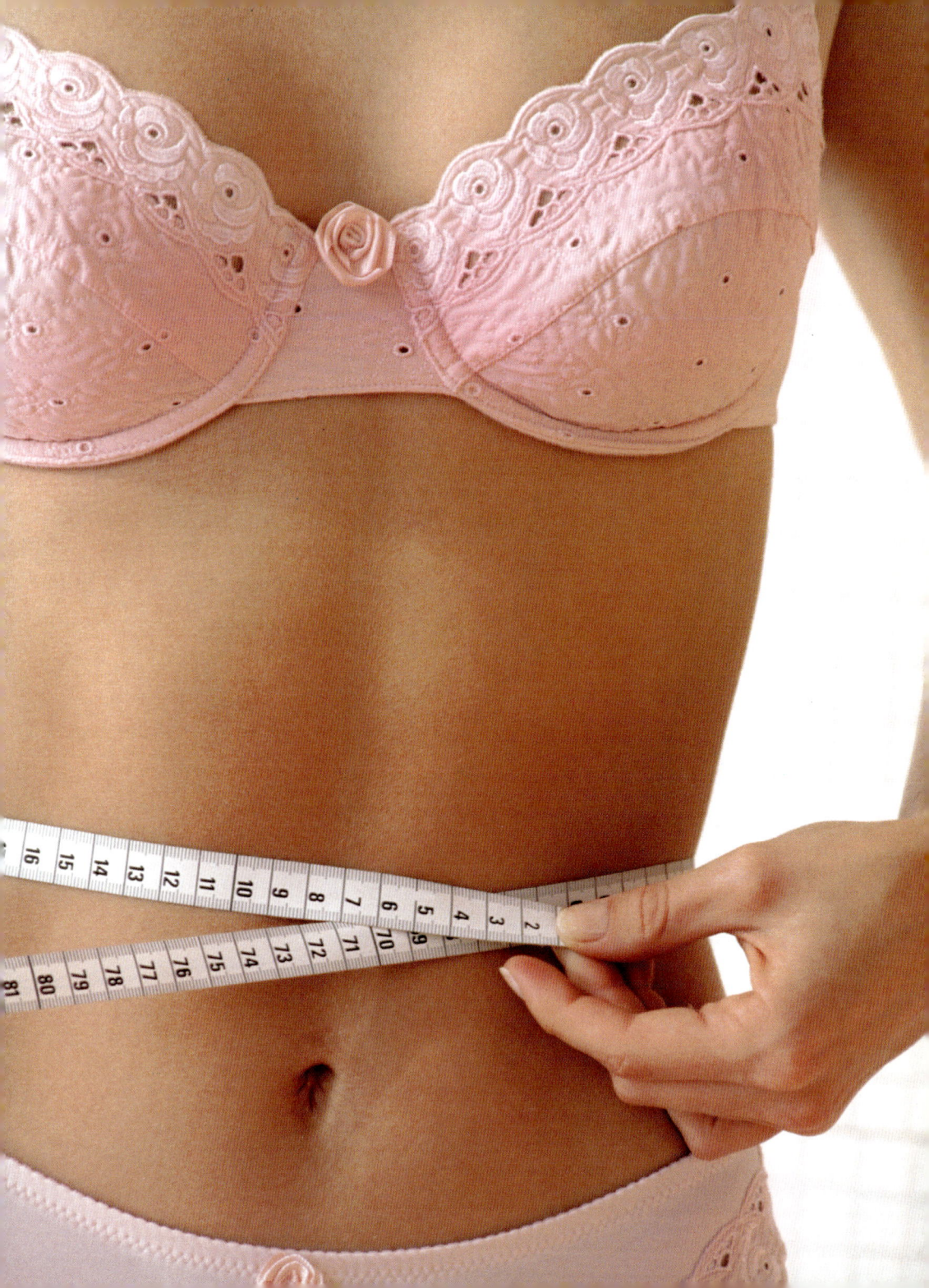

Appetit aufs Abnehmen

Kilos verlieren, ohne zu verzichten

Den meisten Übergewichtigen fällt es ohnehin leichter, den moderateren Weg zu gehen, bei dem sie den lieb gewonnenen Essgewohnheiten nicht gleich den Rücken kehren müssen. Denn das halten auf lange Sicht die wenigsten durch. Vielen Abspeckwilligen ist außerdem das ewige Rauf und Runter der Pfunde, der so genannte Jo-Jo-Effekt, nur zu gut bekannt: Nach einer viel versprechenden »Super-Crash-Diät« schwanden die unschönen Fettpölsterchen an Bauch, Hüfte und Po – um sich nach der Rückkehr zur alltäglichen Kostform erneut an den Problemzonen festzusetzen.

> **Übertreiben Sie es nicht mit der Ballaststoffzufuhr. Denn oft enthalten gerade die faserreichen Nahrungsmittel reichlich Lektine**

Da es bei der Blutgruppen-Diät nicht allein darum geht, das angestrebte Wunschgewicht zu erreichen, sondern auch um den gesundheitlichen Nutzen, den wir aus diesem umwälzenden Ernährungsprogramm ziehen können, ist es weitaus sinnvoller, zunächst das Wesentliche im Auge zu behalten und sich mit Bedacht an die Feinheiten heranzutasten.

Beispiel: Da Kabeljau bei allen Blutgruppen zu den empfohlenen Fischarten zählt, ist zu vermuten, dass der mit ihm verwandte, aber nicht aufgelistete Seelachs vergleichbar positive Reaktionen im Organismus hervorruft. Dennoch wissen wir (noch) nicht, welche blutgruppenspezifischen Lektine der Nordseeschwimmer tatsächlich aufweist.

Wer sich ohne Wenn und Aber an die Blutgruppen-Diät hält, verzichtet konsequent darauf, Seelachs (der bei uns auch als Köhler bekannt ist) zu verspeisen, bis sich die Blutgruppen-Forscher näher mit dem Weißfisch beschäftigt haben. Wer das Ganze jedoch relaxed angeht und nach und nach eine typgerechte Ernährung anstrebt, lässt sich den Seelachs schmecken – und ergänzt das Menü mit Gemüse oder Obst aus der vorteilhaften Kategorie.

Das Wichtigste auf einen Blick

Erstens: Gehen Sie langsam vor. Vermeiden Sie zunächst die »Dickmacher« (siehe Seite 10), deren Inhaltsstoffe besonders krasse Auswirkungen haben.

Zweitens: Nehmen Sie mehr und mehr von den bekömmlichen Nahrungsmitteln in Ihre Alltagskost auf.

Drittens: Ersetzen Sie die übrigen Nahrungsmittel aus der Kategorie »Vermeiden« durch solche aus den Kategorien »Vorteilhaft« oder »Neutral«.

Gehen Sie es gelassen an

Nach Herzenslust kombinieren
Um Ihnen angesicht der vielen Möglichkeiten die Zusammenstellung Ihrer Menüs zu erleichtern, haben wir, wie gesagt, bei den rund hundert Rezepten darauf geachtet, dass die Gerichte allesamt einfach zu kreieren sind. Und dass jedes mindestens eine Hauptzutat aus der vorteilhaften Kategorie enthält. Wobei Sie sich darauf verlassen können, dass keine auch noch so kleine Zutat dabei ist, die auf der »schwarzen Liste« der Blutgruppen-Experten steht.
So bleibt Ihnen selbst genügend Spielraum, nach Herzenslust kleine Korrekturen vorzunehmen, die Ihrem eigenen Geschmack näher kommen. Falls Sie dazu das eine oder andere Gewürz verwenden, das eigentlich vermieden werden sollte, ist das kein »Fehltritt«. Vorausgesetzt, Sie sind gesund und richten sich im Großen und Ganzen nach der (blut)typgerechten Ernährung.
Das gilt ebenso für die Größe der Portionen. Betrachten Sie die Angaben als Vorschläge, die Sie natürlich Ihrem individuellen Bedarf anpassen können. Bedenken Sie aber: Es kommt nicht darauf an, dem Körper auf einen Schlag alle wichtigen Nährstoffe zuzuführen, sondern dass diese gleich bleibend ins Blut gelangen. Im Übrigen sind alle Rezepte, wenn nicht anders angegeben, für vier Personen berechnet.
Dass Sie bei der Ernährung nach dem Blutgruppen-Plan recht flexibel vorgehen können, erkennen Sie schon daran, dass auf das detaillierte Erfassen von Kalorieneinheiten sowie auf Angaben zum Gehalt an Eiweiß, Fett und Kohlenhydraten verzichtet wird.

Da Proteine und Kohlenhydrate unterschiedlich schnell verstoffwechselt werden, sollte man Fleisch und Fisch möglichst nicht mit stärkehaltiger Nahrung kombinieren

Tauschen erlaubt
Da man bei den meisten Rezepten ohne weiteres einzelne Zutaten austauschen kann, lässt sich ein Gericht nicht nur den eigenen Gelüsten anpassen, sondern viele Menüs können auch mühelos »familienfreundlich« variiert werden, sodass Angehörige mit anderen Blutgruppen mitessen oder das modifizierte Rezept selbst in ihren Speiseplan aufnehmen können.
Hilfreich sind dabei einige »Austauschstoffe« aus der Speisekammer: Zum Kochen oder Braten ist neben Olivenöl, das für alle Blutgruppen empfohlen wird, Butterschmalz eine ganz hervorragende Alternative. Denn wie bei dem von Dr. D'Adamo für alle Bluttypen als gut bekömmlich erachteten Ghee, der geklärten Butter, fehlen dem Butterschmalz der Milchzucker und das Milcheiweiß. Butterschmalz ist ja nichts anderes als geklärtes, reines Butterfett. Man bringt die Butter zum Schmel-

Appetit aufs Abnehmen

zen (daher »Schmalz«) und entzieht ihr durch Zentrifugalkraft Wasser sowie Milcheiweiß und Milchzucker. Butterschmalz ist folglich ebenfalls frei von den Eiweißstoffen oder Lektinen, die sich je nach Blutgruppe nachteilig auf den Stoffwechsel auswirken können. Es enthält darüber hinaus viele kurz- und mittelkettige Fettsäuren, die nicht weiter umgewandelt werden müssen, sondern durch die Darmwand direkt ins Blut gelangen. Das heißt, Butterschmalz ist leicht verdaulich. Eine gute Nachricht für alle, die bisher ihre Speisen mit Sahne zubereitet haben

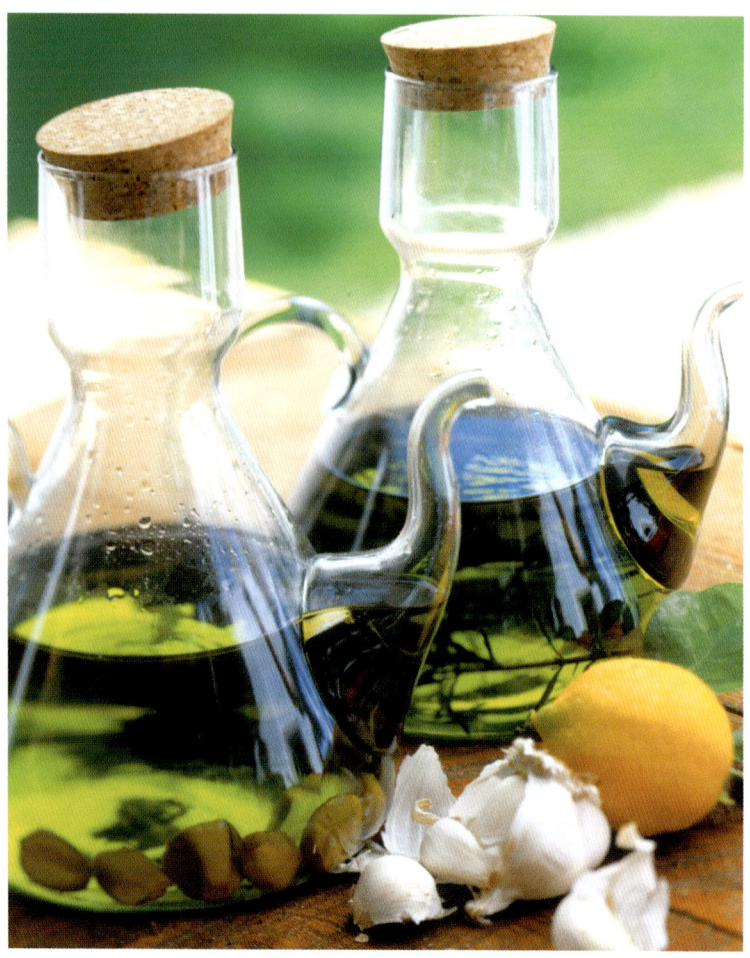

Gehen Sie es gelassen an

und nun, außer Blutgruppe B, stattdessen zu Sauermilchprodukten greifen sollten: Schmand, der löffelfeste, milde Sauerrahm, ist ein nahezu idealer Stellvertreter für die fette Sahne. Er kann erhitzt werden und flockt nicht aus, lässt sich daher wie Sahne in Suppen, Saucen, Aufläufen und dergleichen mehr verarbeiten. Außerdem ist Schmand wie Quark eine fabelhafte Zutat für alle möglichen Frischkostzubereitungen und Brotaufstriche. Nur zu einer festen Schlagsahne lässt sich das Sauermilchprodukt nicht aufschlagen.

Einen – vielleicht etwas gewöhnungsbedürftigen – Ersatz gibt es auch für den in herkömmlichen Rezepten allgegenwärtigen Pfeffer, auf den die Blutgruppen A und AB nunmehr gänzlich verzichten sollten. Piment heißt das vielseitige Gewürz, das man hierzulande in jedem größeren Lebensmittelgeschäft bekommt. Es ist auch als Nelkenpfeffer bekannt, denn es schmeckt ein wenig nach Gewürznelken, aber auch nach Pfeffer, Zimt und Muskatnuss. Daher ist Piment in vielen Gewürzmischungen zu finden und lässt sich nahezu als Universalwürze für Fleisch und Fisch, für Suppen, Saucen und Salate einsetzen.

Kaffeesahne hat mindestens 10 % Fett, süße Sahne 30 %, Crème double hat 42–45 % Fett, saure Sahne mindestens 10 %, Schmand 20–24 % und Crème fraîche 30–40 %

Experimentieren erwünscht

Gehören Sie auch zu jenen Menschen, die sich nur schwer vorstellen können, morgens froh gelaunt in die Gänge zu kommen, wenn zum Frühstück so Ungewohntes wie gedämpfter Brokkoli mit Ziegenkäse und Maulbeerblättertee auf den Tisch kommt? Keine Sorge! Wenn Sie sich die Rezepte auf den nächsten Seiten genauer ansehen, werden Sie feststellen, dass mit der Ernährung nach dem Blutgruppen-Plan auch diejenigen klarkommen, die sich mit dieser Kostform erst einmal anfreunden möchten.

Bei allem Respekt für die geschmacklichen Vorlieben der Väter der Blutgruppen-Diät – allzu sehr wollten wir an den herkömmlichen Essgewohnheiten nicht rütteln, um Ihnen den Einstieg in das neue Ernährungsprogramm zu erleichtern. Daher können Sie die meisten Gerichte mit vorwiegend gängigen Zutaten zubereiten. Das hat zudem den Vorteil, dass Kochen und Vorratsplanung nicht in eine mühsame Beschaffungsaktion ausarten. So brauchen sich Diätneulinge, die keinen internationalen Feinkostladen um die Ecke haben, nicht den Kopf zu zerbrechen, wie sie denn an Ziegen-Cheddar, kubanische Schwarzbohnen und Kombualgenpulver herankommen.

Wer aber die Möglichkeit hat, sich ausgefallene Produkte zu beschaffen, und wer mit Begeisterung hier und da eine vertraute gegen eine eher

Appetit aufs Abnehmen

exotisch anmutende Zutat austauschen möchte, dem geben wir hier ein paar Tipps, wie man mit Seegemüse (Algen), Miso, Tamari und Co. sowie mit anderen »Geschmacksverstärkern« den Speiseplan bereichern kann.

- **Agar-Agar** ist ein pflanzliches Geliermittel aus Meeresalgen. Man kann es anstelle von Gelatine oder Speisestärke verwenden. Ein gehäufter Teelöffel reicht für 750 ml Flüssigkeit, die man etwa 2 Minuten kochen lässt. Die Masse wird erst beim Abkühlen fest.
- **Amarant** ist eine getreideähnliche Pflanze mit besonders hohem Eiweißgehalt. Da er glutenfrei ist, eignet sich Amarant als Alternative für den Dickmacher Weizen. Amarantmehl, -flocken und -schrot müssen möglichst frisch verarbeitet werden.
- **Bambussprossen** gibt es in Dosen oder Gläsern zu kaufen. Sie sind als Gemüse oder Salatzutat nicht nur in der asiatischen Küche beliebt.
- **Bulgur** ist geschälter, grob vermahlener Weizen, der bereits gedämpft wurde und deshalb eine kurze Garzeit von nur 15 Minuten hat.
- **Couscous** ist ein grob geschliffener Grieß aus Weizen, mitunter auch aus Hirse. Er klumpt nicht, da er bereits mit Dampf behandelt wurde.
- **Karob (Carob, Johannisbrotkernmehl)** ist ein braunes Mehl, das dem Kakao ähnelt. Karob-Schokolade sieht aus wie Schokolade und schmeckt auch so. Das eiweißreiche Mehl wird aus der Frucht des Johannisbrotbaumes gewonnen.
- **Kumquat** ist eine kleine Zitrusfrucht, die mit Schale essbar ist. Wegen ihres säuerlichen Geschmacks passt sie auch zu pikanten Speisen.
- **Miso** ist eine besonders eiweißhaltige Paste oder ein Pulver aus milchsauer vergorenen Sojabohnen, Salz, Reis oder einer anderen Getreideart. Miso ist recht salzig und wird als Würze für Suppen, Saucen, Dressings verwendet.
- **Mungbohnensprossen**, die Sprossen einer Sojabohnenart, können als vitaminreiche Frischkost roh oder kurz blanchiert verzehrt werden. Keime von gelben Sojabohnen dürfen allerdings nur gegart gegessen werden, da sie einen giftigen Stoff enthalten.
- **Paksoi (Blätterkohl)** ist ein grünes Blattgemüse, das ursprünglich aus Asien stammt. Man kann es wie Mangold zubereiten.
- **Quinoa (Reismelde)** ist eine uralte Pflanze, ein Knöterichgewächs, das bereits den Inkas als Grundnahrungsmittel diente. Bei uns ist der Samen erhältlich, der wie Reis gekocht und ebenso verwendet wird, also als Beilage, für Suppen, Salate und süße sowie pikante Gerichte.

Lassen Sie Keimlinge vier bis fünf Tage auskeimen, Sojakeime sogar fünf bis sechs Tage. Das verringert den Nitratgehalt

Woran Sie jetzt noch denken sollten

- **Reisnudeln** sind als Faden- und als breite Bandnudeln erhältlich. Wer Blutgruppe 0 hat, kann sie beispielsweise anstelle von Weizennudeln essen.
- **Seegemüse (Algen)** ist bei der Blutgruppen-Diät neben Tofu einer der empfohlenen Eiweißlieferanten. Das leicht fischartig und recht salzig schmeckende dunkle Gemüse wird in Wasser eingeweicht und gekocht und kann mit Gemüse, Reis, Getreide oder mit Tofu gegessen werden.
- **Senfkohlblätter** gibt es hierzulande meist nur in Asienläden. Das leicht bitter schmeckende Gemüse kann Endiviensalat ersetzen.
- **Shiitakepilze** bekommt man frisch oder getrocknet inzwischen auch bei uns zu kaufen. Sie ähneln Steinpilzen und können, von den zähen Stielen befreit, gebraten, geschmort oder gedünstet werden.
- **Squash (Gurkenkürbis)** ist eine aus Amerika kommende Kreuzung aus Kürbis und Gurke. Das Gemüse wird nicht geschält, nur gewaschen; die Kerne werden mitgegessen. Geschmacklich ähnelt Squash der Zucchini und kann wie diese geschmort, gedünstet und gebacken werden. Die Garzeit ist kürzer als beim Gartenkürbis.
- **Tamari** fällt als Nebenprodukt bei der Herstellung von Miso, der fermentierten Sojabohnenpaste, an. Die dicke Flüssigkeit besteht nur aus Sojabohnen, Wasser sowie Meersalz und wird ähnlich wie Miso als Würze verwendet.
- **Tamarinde** ist eine zimtfarbene Hülsenfrucht der indischen Sauerdattel. Aus dem herb säuerlichen Fruchtmark wird eine Paste hergestellt, die man vergleichbar dem Zitronensaft zum Säuern von Gerichten verwendet.
- **Tapioka** ist ein Dickungsmittel, das aus der tropischen Maniokpflanze gewonnen wird. Es lässt sich wie das Stärkemehl Sago zu Puddings verarbeiten.
- **Tofu (Sojaquark, Sojakäse)**, ein quark- oder käseähnliches Erzeugnis aus Sojabohnenmilch, enthält wenig Fett, dafür aber reichlich Eiweiß. Für Blutgruppe 0 ist Tofu der empfohlene Ersatz für Frischkäse- und andere Kuhmilchzubereitungen.

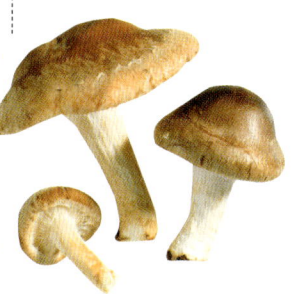

Woran Sie jetzt noch denken sollten

Beim Einkauf der Nahrungsmittel und beim Zubereiten der Mahlzeiten sollten ein paar Dinge bedacht werden, die für alle Blutgruppen gleichermaßen wichtig sind:

Appetit aufs Abnehmen

Achten Sie beim Kauf auch auf Zusatzstoffe wie Konservierungsmittel, Farbstoffe und Konditionierungsmittel

- Kaufen Sie möglichst unverfälschte, naturbelassene Produkte ohne Konservierungsmittel, Farbstoffe, Konditionierungsmittel und andere Zusatzstoffe. Eine Ausnahme ist Rohmilch. Da diese Milch nicht bearbeitet, also weder erhitzt noch pasteurisiert oder sterilisiert wird, besteht das Risiko, dass sie krankheitserregende Mikroorganismen enthält.
- Biologisch angebaute Lebensmittel sind zwar nicht völlig frei von Schadstoffen, doch sie enthalten weniger Rückstände von Kunstdünger und Schädlingsbekämpfungsmitteln als Produkte aus konventionellem Anbau.

Mehr dazu lesen Sie im Mosaik-Ratgeber »Parasiten – nein danke! Würmer & Co, die unerkannten Krankmacher«

- Obst und Gemüse sollten in jedem Fall gründlich gewaschen oder geschält werden, um mögliche Rückstände zu entfernen. Das gilt besonders für »naturgedüngte« Bio-Kost, um sicherzugehen, dass sich keine gesundheitsschädlichen Bakterien, Pilze oder andere Parasiten wie Spulwurmeier darauf befinden. Waldfrüchte wie Blaubeeren, Erdbeeren und Pilze dürfen keinesfalls roh gegessen werden. Es könnten nämlich mit bloßem Auge nicht zu erkennende Eier des Fuchsbandwurms daran haften, die erst bei einer Temperatur von 70 °C absterben. Fallobst sollte man nur geschält und möglichst gekocht verzehren. Kosten Sie auch nicht von Speisen, die noch nicht fertig gekocht sind (z. B. Fleischfüllungen). Rohes und nicht durchgegartes Fleisch oder Fisch kann ebenfalls infektionsfähige Erreger enthalten.
- Bevorzugen Sie Fleisch von Tieren, die nicht mit Masthilfen, Kraftfutter oder Importfuttermitteln großgezogen wurden. Achten Sie besonders bei Innereien wie Leber, Niere, Herz, Bries, Hirn, Lunge und Zunge darauf, dass dieses Fleisch ausschließlich von jungen Tieren stammt, deren Organe noch nicht allzu viel Schadstoffe aufgenommen haben und daher weniger mit chemischen Rückständen belastet sind.
- Falls Sie keine frische Ware bekommen, ist küchenfertige Tiefkühlkost eine praktische Lösung. Getreu dem Motto: Besser tiefgekühltes als gar kein Gemüse essen. Die Qualität von erntefrischem, industriell eingefrorenem Obst und Gemüse ist ganz passabel. Es enthält verschiedenen Test zufolge fast die gleiche Menge an Nährstoffen wie frische Produkte – und ist oft nährstoffschonender verarbeitet, als das im Haushalt möglich ist.
- Wählen Sie schonende Garverfahren. Bei den meisten Zutaten, die den Rezepten zufolge auf oder im heimischen Herd erhitzt werden, lassen sich wertvolle Vitamine und Nährstoffe sowie Aromen mindestens ebenso gut mit anderen Garmethoden erhalten: ob in der Brat-

Empfehlenswerte oder nur wenig bekömmliche Nahrungsmittel

folie, dem Römer-, Stuplich- oder Schnellkochtopf, ob in der Mikrowelle oder dem Wok, auf dem heißen Stein oder dem Grill. Doch denken Sie daran, die angegebene Kochdauer, die Flüssigkeitszugabe und anderes der jeweiligen Zubereitungsart anzupassen.

- Verwenden Sie zum Grillen oder Braten keine kaltgeschlagenen oder -gepressten Pflanzenöle. Ab einer bestimmten Temperatur beginnen diese Fette zu rauchen und sich zu zersetzen. Dabei kann sich im Fett die gesundheitsschädliche Substanz Acrolein bilden. Abgesehen davon gehen durch das Erhitzen in den naturbelassenen Ölen wertvolle Stoffe verloren. Einfaches, raffiniertes Olivenöl hat einen hohen Erhitzungspunkt, es verträgt Temperaturen bis zu 210 °C. Olivenöl mit der Bezeichnung »extra vergine« und andere kaltgepresste Pflanzenöle eignen sich besonders für die kalte Küche, für Salate und Rohkost.

Pflanzenöl mit mehrfach ungesättigten Fettsäuren sollte man nicht erhitzen, sondern nur für Salat und andere Rohkost verwenden

Tipp
Kombinieren Sie tierisches Eiweiß (das gilt besonders für Menschen mit Blutgruppe 0) nicht mit allzu viel kohlenhydratreicher Kost wie Brot, Getreide, Süßem, sondern verzehren Sie stattdessen Fleisch, Fisch, Käse und Eier stets zusammen mit frischem Gemüse.

Für alle Blutgruppen auf einen Blick: empfehlenswerte oder nur wenig bekömmliche Nahrungsmittel

Die Liste der vorteilhaften, neutralen und zu vermeidenden Nahrungsmittel soll als schneller Wegweiser dienen, der Ihnen im Alltag zeigt, welche blutgruppentypische Kost für Sie ideal ist.

Im Anschluss an diese Nahrungsmittelübersicht sind dann extra für jede Blutgruppe schmackhafte und bekömmliche Rezeptvorschläge zusammengestellt – von der kleinen Mahlzeit für zwischendurch oder für unterwegs bis hin zu kalten und warmen Hauptgerichten –, die genau auf den Nahrungsmitteln basieren, die für den jeweiligen Bluttyp empfehlenswert sind. Viele der ingesamt rund hundert Rezepte sind im Nu mit ein paar kleinen Änderungen auch für Mitesser anderer Blutgruppen geeignet (siehe Symbol 🍴 am Ende des jeweiligen Rezepts sowie für jede Blutgruppe zusammengefasst in den Tabellen »Auch das könnte Ihnen schmecken«). Weitere Rezeptideen und leckere Menüvariationen finden Sie außerdem im Mosaik-Ratgeber »Die Blutgruppen-Diät«.

Wenn nicht anders angegeben, sind die Rezepte für vier Personen berechnet

Appetit aufs Abnehmen

Vegetarier mit Blutgruppe O können versuchen, mit »Coleus forskohlii«, einem Kraut aus der ayurvedischen Küche, ihren Energiehaushalt positiv zu beeinflussen

NAHRUNGSMITTELÜBERSICHT FÜR ALLE BLUTGRUPPEN

● Vorteilhaft   ○ Neutral   — Vermeiden   Blutgruppen

	O	A	B	AB
Fleisch und Geflügel				
Büffel	●	—	○	—
Ente	○	—	—	—
Fasan	○	—	○	○
Gans	—	—	—	—
Hammel	●	—	●	●
Hase/Kaninchen	○	—	●	●
Herz	●	—	—	—
Huhn	○	○	—	—
Kalb	●	—	○	—
Lamm	●	—	●	●
Leber	●	—	○	○
Rebhuhn	○	—	—	—
Rind	●	—	○	—
Schwein	—	—	—	—
Speck (fett und durchwachsen)	—	—	—	—
Truthahn	○	○	○	●
Wachtel	○	—	—	—
Wild (Hirsch/Reh)	●	—	●	—
Fische, Krusten- und Schalentiere				
Aal/Flussaal	○	—	—	—
Alse/Maifisch	●	—	●	●
Austern	○	—	—	—
Barrakuda/Pfeilhecht	—	—	—	—
Blaufisch/Bluefish	●	—	○	○
Blaukiemen-Sonnenbarsch	○	—	—	—
Flunder	○	—	●	—
Flussbarsch/Yellow Perch	●	●	○	○
Flusskrebse/Edelkrebse	○	—	—	—
Frosch	○	—	—	—
Garnelen	○	—	—	—
Gelbschwanz/Bernsteinfisch	●	○	—	—

Empfehlenswerte oder nur wenig bekömmliche Nahrungsmittel

NAHRUNGSMITTELÜBERSICHT FÜR ALLE BLUTGRUPPEN

● Vorteilhaft   ○ Neutral   — Vermeiden

Fische, Krusten- und Schalentiere	O	A	B	AB
Hai	○	○	○	○
Hausen/Beluga-Stör	○	—	—	—
Hecht	●	○	●	●
Heilbutt	●	—	●	—
Hering, frisch	●	—	○	○
Hering, mariniert	—	—	○	—
Hummer/Languste	○	—	—	—
Jakobsmuscheln/Pilgermuscheln	○	—	○	○
Kabeljau/Dorsch	●	●	●	●
Karpfen	○	●	○	○
Katzenfisch/Wels/Steinbeißer	—	—	○	○
Kaviar	—	—	●	○
Klaffmuscheln/Sandklaffmuscheln	○	—	—	—
Krabben/Taschenkrebse	○	—	—	—
Lachs, geräuchert	—	—	—	—
Lachs, nicht geräuchert	●	●	○	○
Lachsforelle/Silberlachs	○	●	●	●
Mahimahi	○	○	●	●
Makrele	●	●	●	●
Meeresschnecken/Strandschnecken	—	—	—	—
Miesmuscheln	○	—	—	○
Picarel (kleiner Hecht)	○	●	●	●
Porgy (nordamerikanische Brasse)	○	○	●	●
Regenbogenforelle	●	●	○	●
Renke/Blaufelchen	●	●	○	●
Rotbarsch/Goldbarsch	○	○	●	●
Roter Schnapper	●	●	○	●
Rotzunge	○	—	○	○
Sandbarsch/Weißbarsch	●	○	○	○
Sardellen/Anchovis/Sprotten	○	—	—	—
Sardine	●	●	●	●

Essen Sie möglichst keine Meeresfische aus Mündungsgebieten der großen Flüsse

Appetit aufs Abnehmen

NAHRUNGSMITTELÜBERSICHT FÜR ALLE BLUTGRUPPEN

● Vorteilhaft ○ Neutral — Vermeiden

	Blutgruppen			
	O	A	B	AB
Fische, Krusten- und Schalentiere				
Schellfisch	○	—	●	—
Schildkröte	○	—	—	—
Schnapper	○	○	○	○
Schwertfisch	●	○	○	○
Seehecht/Hechtdorsch	●	—	●	●
Seeohr/Abalone	○	○	○	○
Seeteufel	○	●	●	●
Seezunge	●	—	●	—
Segelfisch/Speerfisch	○	○	○	●
Silberbarsch/Adlerfisch/Umberfisch	○	●	○	○
Stint	○	○	○	○
Stör	●	○	●	●
Streifenbarsch	●	—	—	—
Thunfisch, weiß	○	○	○	—
Tintenfisch/Kalmar	○	—	○	○
Tintenfisch/Krake	—	—	—	—
Weinbergschnecken	○	●	—	●
Wolfsbarsch/Meerbarsch/Loup de mer	○	○	—	—
Wrackbarsch/Königs-Corvina	○	○	○	○
Zackenbarsch/Grouper	○	●	●	●
Ziegelbarsch (nordamerikanischer Seefisch)	●	—	○	○
Käse, Milchprodukte und Eier				
Blauschimmelkäse	—	—	—	—
Brie	—	—	○	—
Butter	○	—	○	—
Buttermilch	—	—	○	—
Camembert	—	—	○	—
Cheddar	—	—	○	○
Colby	—	—	○	○
Doppelrahm-Frischkäse	—	—	○	○
Edamer	—	—	○	○

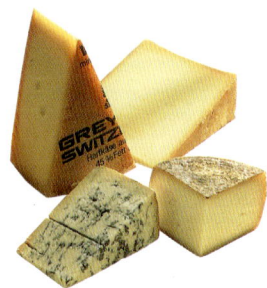

Empfehlenswerte oder nur wenig bekömmliche Nahrungsmittel

NAHRUNGSMITTELÜBERSICHT FÜR ALLE BLUTGRUPPEN

● Vorteilhaft   ○ Neutral   — Vermeiden

Käse, Milchprodukte und Eier	O	A	B	AB
Eier	○	○	○	○
Emmentaler	—	—	○	○
Farmerkäse (gepresster Frischkäse)	○	○	●	●
Feta/Schafs- oder Ziegenkäse	○	○	●	●
Gouda	—	—	○	○
Gruyère/Greyerzer	—	—	○	○
Hüttenkäse	—	—	●	●
Jarlsberg	—	—	○	○
Joghurt (auch Fruchtjoghurt)	—	○	●	●
Joghurteis	—	○	●	○
Kefir	—	○	●	●
Magermilch	—	—	●	○
Molke	—	—	○	○
Monterey Jack	—	—	○	○
Mozzarella	○	○	●	●
Munsterkäse	—	—	○	○
Neufchâtel	—	—	○	○
Parmesan	—	—	○	—
Provolone	—	—	○	—
Quark	—	—	○	○
Ricotta	—	○	●	●
Sauerrahm/Schmand	—	○	●	●
Schafskäse	○	○	●	●
Schmelzkäse	—	—	—	—
Schweizer Käse	—	—	○	○
Sojaquark/Sojakäse/Tofu	○	●	○	○
Sojamilch	○	●	○	○
Speiseeis	—	—	—	—
String Cheese	—	—	—	○
Vollmilch	—	—	○	—
Ziegenkäse	○	○	●	●
Ziegenmilch	—	○	●	●

Quark steht (noch) nicht in der Originalliste der US-Forscher. Wir haben ihn als Frischkäse-Erzeugnis unter Milchprodukte eingereiht

Appetit aufs Abnehmen

Angebrochenes Leinöl (Leinsamenöl) sollte man innerhalb von zehn bis zwölf Tagen aufbrauchen

Wer den Pfunden den Kampf angesagt hat, sollte Nüsse fürs Erste besser ganz weglassen

NAHRUNGSMITTELÜBERSICHT FÜR ALLE BLUTGRUPPEN ● Vorteilhaft ○ Neutral — Vermeiden				
	\> Blutgruppen			
	O	A	B	AB
Öle und Fette				
Baumwollsaatöl	—	—	—	—
Butter	○	—	○	—
Butterschmalz/Ghee (geklärte Butter)	○	○	○	○
Dorschleberöl/Lebertran	○	○		○
Erdnussöl	—	○	—	○
Färberdistelöl	—	—	—	—
Kokosfett	—	—	—	—
Lein(samen)öl	●	●	○	○
Maiskeimöl	—	—	—	—
Olivenöl	●	●	●	●
Rapsöl	○	○	—	○
Sesamöl	○	—	—	
Sonnenblumenöl	○	○	—	—
Nüsse und Samen				
Cashewnüsse	—	—	—	○
Erdnüsse (auch Erdnussbutter)	—	●	—	●
Esskastanien	○	○	○	●
Haselnüsse	○	○		—
Hickorynüsse	○	○	○	○
Kokosnüsse	—	—	—	—
Kürbiskerne	●	●	—	—
Macadamianüsse	○	○	○	○
Mandeln	○	○	○	○
Mohnsamen	—	○	—	—
Paranüsse	—	—	○	○
Pekannüsse	○	○	○	—
Pinienkerne	○	○	—	○
Pistazien	—	—	—	—
Sesamsamen (auch Sesambutter/Tahini)	○	○	—	—
Sonnenblumenkerne, -mus	○	○	—	—
Walnüsse	●	○	○	●

Empfehlenswerte oder nur wenig bekömmliche Nahrungsmittel

NAHRUNGSMITTELÜBERSICHT FÜR ALLE BLUTGRUPPEN

● Vorteilhaft　　○ Neutral　　— Vermeiden

	Blutgruppen			
	O	A	B	AB
Bohnen und Hülsenfrüchte				
Adzukibohnen	●	●	—	—
Augenbohnen	●	●	—	—
Berglinsen	—	●	—	○
Cannellinibohnen (Argentinische Gartenbohnen)	○	○	○	○
Dicke Bohnen/Puff- oder Saubohnen	○	○	○	○
Erbsenschoten/Zuckerschoten	○	○	○	○
Favabohnen/Kleine Ackerbohnen	○	○	○	—
Grüne Bohnen	○	●	○	○
Grüne Erbsen	○	○	○	○
Grüne Linsen	—	●	—	●
Kichererbsen	○	—	—	—
Kidneybohnen	—	—	●	—
Limabohnen	○	—	●	—
Mungbohnen	○	●	○	○
Perlbohnen	—	—	●	●
Pintobohnen/Wachtelbohnen	●	●	—	●
Rote Bohnen	○	—	○	●
Rote Linsen	—	●	—	○
Schwarze Bohnen	○	●	—	—
Sojabohnen	○	●	○	●
Stangenbohnen/Brechbohnen	○	○	○	○
Weiße Bohnen	○	○	○	○
Getreide, Teig- und Backwaren				
Amarant	○	●	—	○
Basmatireis	○	○	○	●
Buchweizen	○	●	—	—
Buchweizen, geröstet/Kascha	○	●	—	—
Buchweizennudeln/Sobanudeln	—	●	—	—
Bulgur/Weizengrieß	—	○	—	—
Cornflakes/Maisflocken	—	○	—	—
Couscous/Weizengrieß	—	○	—	○

Rote Linsen sind die ungeschälten braunen Linsen aus Indien. Sie zerfallen beim Kochen zu Mus

Buchweizen ist eigentlich kein Getreide, sondern ein Verwandter vom Rhabarber und Sauerampfer

Appetit aufs Abnehmen

NAHRUNGSMITTELÜBERSICHT FÜR ALLE BLUTGRUPPEN

● Vorteilhaft ○ Neutral — Vermeiden

Getreide, Teig- und Backwaren	O	A	B	AB
Dinkel (Körner)	○	○	●	●
Dinkelbrot	○	○	○	○
Dinkelmehl	○	○	○	○
Essener Brot/Brot aus gekeimtem Weizen	●	●	●	●
Gerste	○	○	—	○
Gerstenmehl	○	○	—	—
Glutenfreies Mehl/Brot	○	○	○	○
Glutenhaltiges Mehl/Brot	—	○	—	○
Haferflocken	—	○	●	●
Haferkleie	—	○	●	●
Haferkleiebrot, -gebäck	—	○	○	○
Hafermehl, -schrot	—	●	●	●
Hartweizen, -brot	—	—	—	○
Hartweizengrieß, -mehl	—	○	—	○
Hirse, gekocht	○	○	●	●
Hirsebrot	○	○	●	●
Kamut (ägyptischer Weizen)	○	○	—	—
Knäckebrot	○	○	—	●
Maismehl	—	○	—	—
Maisgebäck, -muffins	—	○	—	—
Maisstärke	—	○	—	—
Matzen aus Weizen/Fladenbrot	—	—	—	○
Mehrkornmischungen	—	—	—	○
Naturreis/Brauner Reis	○	○	○	●
Nudeln und Pasta aus Hartweizengrieß (Semolina, Spinatnudeln und -pasta)	—	—	○	○
Puffhirse	○	○	●	●
Puffreis	○	○	●	●
Pumpernickel	—	—	—	○
Quinoa (Reismelde)	○	○	○	○
Reisflocken	○	○	○	○
Reiskleie	○	○	●	●

Hirse ist die älteste kultivierte Getreideart überhaupt. Die Körner brauchen nicht eingeweicht zu werden, sie sind innerhalb von 20 Minuten gar gekocht

Empfehlenswerte oder nur wenig bekömmliche Nahrungsmittel

NAHRUNGSMITTELÜBERSICHT FÜR ALLE BLUTGRUPPEN

● **Vorteilhaft**   ○ **Neutral**   — **Vermeiden**

	Blutgruppen			
	O	A	B	AB
Getreide, Teig- und Backwaren				
Reismehl	○	●	●	●
Reiswaffeln, -gebäck	○	●	●	●
Roggenbrot	○	○	—	●
Roggenkeimbrot	○	○	—	●
Roggenknusperflocken	○	○	—	●
Roggenmehl	○	●	—	●
Sojabrot	○	●	○	●
Topinambur-Pasta	○	●	—	—
Vollreisbrot/Naturreisbrot	○	○	●	●
Weißer Reis	○	○	○	●
Weizenflocken	—	—	—	○
Weizengrieß	—	○	—	○
Weizenkeimbrot	—	●	—	●
Weizenkeime	—	—	—	○
Weizenkeimmehl	—	○	—	●
Weizenkleie	—	—	—	○
Weizenkleiegebäck, -muffins	—	—	—	○
Weizenmehl (Type 405/550)	—	—	○	○
Weizenschrot	—	—	—	○
Weizenvollkornbrot	—	—	—	○
Weizenvollkornmehl	—	—	—	○
Weizenvollkornschrot/Graham	—	○	○	○
Wilder Reis	○	○	—	●
Gemüse				
Abalonepilze	○	○	○	○
Adlerfarnsprossen	○	○	○	○
Alfalfasprossen	—	●	○	●
Artischocken	●	●	—	—
Auberginen	—	—	●	●
Austernpilze	○	○	○	○
Avocados	—	○	—	—

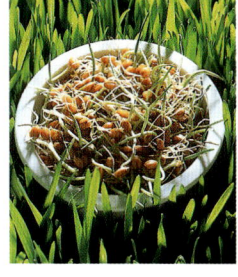

Wilder Reis ist nur dem Namen nach Reis, tatsächlich handelt es sich um die Samen eines Wassergrases

Appetit aufs Abnehmen

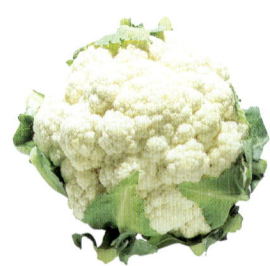

NAHRUNGSMITTELÜBERSICHT FÜR ALLE BLUTGRUPPEN				
● Vorteilhaft ○ Neutral — Vermeiden	Blutgruppen			
	O	A	B	AB
Gemüse				
Bambussprossen	○	○	○	○
Blumenkohl	—	○	●	●
Brokkoli	●	●	●	●
Brunnenkresse	○	○	○	○
Champignons, braun/Egerling/Portobello	○	○	○	○
Champignons, weiß/Zuchtchampignon	—	—	○	○
Chicorée	●	●	○	○
Chilischoten	○	—	●	—
Chinakohl	—	—	●	○
Daikon (Rettichart)	○	○	○	○
Eisbergsalat	○	○	○	○
Endivien	○	○	○	○
Enokipilze/Winterrübling	○	○	○	○
Eskariol/Winterendivie	●	●	○	○
Esskastanien/Wasserkastanien	○	○	○	○
Feldsalat	○	○	○	○
Fenchel	○	○	○	○
Frühlingszwiebeln	○	○	○	○
Gartenkürbis	●	●	—	○
Grüner Blattkohl/Grünkohl	●	●	●	●
Gurken	○	○	○	●
Ingwer	○	○	○	○
Karotten	○	●	●	○
Kartoffeln	—	—	○	○
Knoblauch	●	●	○	●
Kohlrabi	●	●	○	○
Kopfsalat	○	○	○	○
Lauch/Porree	●	●	○	○
Löwenzahn	●	●	○	●
Mais/Gemüsemais	—	○	—	—
Maitakepilze	○	○	○	●
Mangold	●	●	○	○

Feldsalat steht (noch) nicht in der Originalliste der US-Forscher. Wir haben das dem Baldrian verwandte Gewächs wie das beruhigende Kraut in die Kategorie »Neutral« eingereiht

Empfehlenswerte oder nur wenig bekömmliche Nahrungsmittel

NAHRUNGSMITTELÜBERSICHT FÜR ALLE BLUTGRUPPEN

● Vorteilhaft ○ Neutral — Vermeiden

	Blutgruppen			
	O	A	B	AB
Gemüse				
Meerrettich	●	●	○	○
Mungbohnensprossen	○	○	—	—
Okra/Hibiskusfrucht	●	●	○	○
Oliven, grün	○	○	—	○
Oliven, schwarz	—	—	—	—
Paksoi/Blätterkohl	○	○	○	○
Paprikaschoten, grün	○	—	●	—
Paprikaschoten, gelb	○	—	●	—
Paprikaschoten, rot	●	—	●	—
Pastinaken	●	●	●	●
Petersilie	●	●	●	●
Radicchio	○	○	○	○
Radieschen	○	○	—	—
Rettich	○	○	—	—
Rettich- und Radieschensprossen	○	○	—	—
Römischer Salat	●	●	○	○
Rosenkohl	—	○	●	○
Rote Kartoffeln	—	—	○	○
Rote Rüben/Rote Bete	○	○	●	●
Rotkohl	—	—	●	○
Rucola	○	○	○	○
Schalotten	○	○	○	○
Seegemüse/Algen	●	○	○	○
Sellerie	○	○	○	●
Senfkohlblätter	—	○	●	●
Shiitakepilze	—	○	●	○
Spargel	○	○	○	○
Spinat	●	●	○	○
Squash/Gurkenkürbis	○	○	○	○
Steckrüben/Kohlrüben	○	○	○	○
Süßkartoffeln/Bataten	●	—	●	●

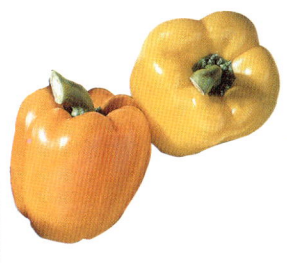

Seegemüse (Algen) ist im Naturkosthandel getrocknet erhältlich. Es muss vor der Zubereitung eingeweicht werden

Appetit aufs Abnehmen

NAHRUNGSMITTELÜBERSICHT FÜR ALLE BLUTGRUPPEN				
● Vorteilhaft ○ Neutral — Vermeiden	\multicolumn{4}{c}{Blutgruppen}			
	O	A	B	AB
Gemüse				
Tomaten	○	—	—	○
Topinambur	●	●	—	—
Weiße Rüben	●	●	○	○
Weißkohl	—	—	●	○
Yamswurzel	○	—	●	●
Zucchini	○	○	○	○
Zuckerschoten	○	○	○	○
Zwiebeln	●	●	○	○
Obst				
Ananas	○	●	●	●
Äpfel	○	○	○	○
Aprikosen	○	●	○	○
Back- und Dörrpflaumen	●	●	○	○
Bananen	○	—	●	—
Birnen	○	○	○	○
Blaubeeren	○	●	○	○
Boysenbeeren	○	●	○	○
Brombeeren	—	●	○	○
Datteln	○	○	○	○
Erdbeeren	—	○	○	○
Feigen, frisch und getrocknet	●	●	○	●
Granatäpfel	○	○	—	—
Grapefruits	○	●	○	●
Guaven	○	○	○	—
Himbeeren	○	○	○	○
Holunderbeeren	○	○	○	○
Honigmelonen	—	—	○	○
Johannisbeeren, rot und schwarz	○	○	○	○
Kakis/Persimonen/Sharonfrüchte	○	○	—	—
Kaktusfeigen	○	○	—	—
Kantalupemelonen	—	—	○	○

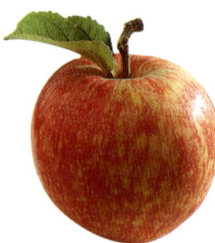

Empfehlenswerte oder nur wenig bekömmliche Nahrungsmittel

NAHRUNGSMITTELÜBERSICHT FÜR ALLE BLUTGRUPPEN

● **Vorteilhaft** ○ **Neutral** — **Vermeiden**

	Blutgruppen			
	O	A	B	AB
Obst				
Karambolen/Sternfrüchte	○	○	—	—
Kirschen	○	●	○	●
Kiwis	○	○	○	●
Kochbananen	—	—	○	○
Kumquats	○	○	○	○
Limetten/Limonen	○	○	○	○
Loganbeeren	○	○	○	●
Lychees/Litschis	—	○	○	○
Mandarinen/Tangerinen	—	—	○	○
Mangos	○	—	○	—
Melonen (außer Kantalupe- und Honigmelonen)	○	○	○	○
Nektarinen	○	○	○	○
Orangen	—	—	○	—
Papayas	○	—	●	○
Pfirsiche	○	○	○	○
Pflaumen	●	●	●	●
Preiselbeeren	○	●	●	●
Renekloden	●	●	●	●
Rhabarber	—	—	—	—
Rosinen	○	○	○	○
Stachelbeeren	○	○	○	●
Weintrauben (rot und weiß)	○	○	●	●
Zitronen	○	●	○	●
Zwetschgen	●	●	●	●
Säfte				
Ananassaft	●	●	●	○
Apfelmost, -cidre	—	○	○	○
Apfelsaft	—	○	○	○
Aprikosensaft	○	●	○	○
Gemüsesaft (aus empfohlenen Gemüsen)	○	○	○	○
Grapefruitsaft	○	●	○	○

Die in den Tropen heimische Kochbanane (Musa paradisiaca) heißt mancherorts auch Gemüsebanane oder Mehlbanane

Appetit aufs Abnehmen

NAHRUNGSMITTELÜBERSICHT FÜR ALLE BLUTGRUPPEN

● Vorteilhaft   ○ Neutral   — Vermeiden

Mischen Sie Gemüse- und Obstsäfte möglichst nicht miteinander. Lediglich Karotten- und Apfelsaft vertragen sich mit den meisten Sorten

Blutgruppen	O	A	B	AB
Säfte				
Gurkensaft	○	○	○	○
Karottensaft	○	●	○	●
Kirschsaft (aus Herzkirschen)	●	●	○	●
Kopfkohlsaft	—	○	●	●
Orangensaft	—	—	○	—
Papayasaft	○	—	●	●
Pflaumensaft	●	●	○	○
Preiselbeersaft	○	○	●	●
Selleriesaft	○	●	○	●
Tomatensaft	○	—	—	○
Traubensaft	○	○	●	●
Zitronensaft (mit Wasser verdünnt)	○	●	○	○
Küchenkräuter und Gewürze				
Agar-Agar	○	○	○	○
Ahornsirup	○	○	○	○
Algenextrakt (Dulse, Kelp)	●	○	○	○
Anis	○	○	○	—
Apfelessig	—	—	○	○
Apfelkraut	○	○	○	○
Balsamico-Essig	—	—	○	○
Basilikum	○	○	○	○
Bergamotte	○	○	○	○
Bohnenkraut	○	○	○	○
Cayennepfeffer	●	—	●	—
Curry	●	○	●	●
Dill	○	○	○	○
Essig, weiß	—	—	○	○
Estragon	○	○	○	○
Gelatine	○	—	—	—
Gerstenmalz	○	●	—	—
Gewürznelke	○	○	○	○

Cayennepfeffer würzt Currygerichte, weiße Saucen, Suppen, Eintöpfe, Austern, Garnelen und junge Speisefische

Empfehlenswerte oder nur wenig bekömmliche Nahrungsmittel

NAHRUNGSMITTELÜBERSICHT FÜR ALLE BLUTGRUPPEN

● Vorteilhaft   ○ Neutral   — Vermeiden

	Blutgruppen			
	O	A	B	AB
Küchenkräuter und Gewürze				
Honig	○	○	○	○
Ingwer	○	●	●	○
Johannisbrotkernmehl/Karob/Carob	●	○	○	○
Kakaopulver/Schokolade	○	○	○	○
Kapern	—	—	○	—
Kardamom	○	○	○	○
Kerbel	○	○	○	○
Knoblauch (getrocknet, gemahlen)	○	●	○	●
Koriander	○	○	○	○
Kreuzkümmel	○	○	○	○
Kümmel	○	○	○	○
Kurkuma/Gelbwurz	●	○	○	○
Lorbeerblätter	○	○	○	○
Maissirup, -stärke	—	○	—	—
Majoran	○	○	○	○
Mandelextrakt	○	○	—	—
Mayonnaise (siehe Seite 62)	—	—	○	○
Meerrettich	○	○	●	●
Minze/Pfefferminze (frisch)	○	○	○	○
Miso/Sojapaste	○	●	○	●
Mixed Pickles/Relish	—	—	○	—
Muskat	—	○	○	○
Naturreis-Sirup	○	○	○	○
Oregano	○	○	○	○
Paprikapulver	○	○	○	○
Petersilie, getrocknet	●	○	●	●
Pfefferflocken, rot/Chilipfeffer	○	—	○	—
Pfefferkörner	○	—	○	—
Pfefferpulver, schwarz und weiß	—	—	—	—
Pfeilwurzstärke	○	○	○	○
Piment/Nelkenpfeffer	○	○	○	○

Achten Sie beim Kauf von Karob auf die biologische Qualität. Das Kakao-Ersatzpulver wird in manchen Erzeugerländern mit dem Nervengas Methylbromid behandelt

Bei den roten Pfefferflocken handelt es sich um die getrockneten und zerkleinerten Früchte des kolumbianischen Paprikastrauchs. Sie sind bei uns als »Chili-Gewürz« im Handel

Appetit aufs Abnehmen

Bei Blutgruppe O sollte zur Ankurbelung der Schilddrüsenfunktion das »Salz in der Suppe« stets jodiert sein

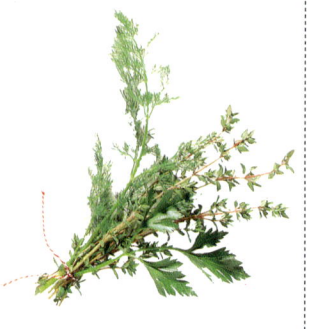

NAHRUNGSMITTELÜBERSICHT FÜR ALLE BLUTGRUPPEN				
● Vorteilhaft ○ Neutral — Vermeiden Blutgruppen				
	O	A	B	AB
Küchenkräuter und Gewürze				
Rosmarin	○	○	○	○
Safran	○	○	○	○
Salatsauce (siehe Seite 61)	○	○	○	○
Salbei	○	○	○	○
Salz	○	○	○	○
Schnittlauch	○	○	○	○
Senf (auch Senfpulver)	○	●	○	○
Tamari/Sojasauce	○	●	○	○
Tamarindenpaste	○	○	○	○
Tapiokastärke	○	○	—	—
Thymian	○	○	○	○
Tomatenketchup	—	—	—	—
Vanille	—	○	○	○
Weinessig, rot	—	—	○	○
Weinessig, weiß	—	—	○	—
Weinstein	○	○	○	○
Wintergrünöl	○	—	○	○
Worcestersauce	○	—	○	—
Zimt	—	○	—	○
Zucker, braun und weiß	○	○	○	○
Zuckersirup/Melasse	○	●	○	○
Kräutertees				
Alfalfa	—	●	○	●
Aloe	—	●	—	—
Baldrian	○	●	○	○
Birkenblätter/Weißbirke	○	○	○	○
Bockshornklee	●	●	—	—
Eisenkraut	○	○	○	○
Enzian	—	○	—	—
Erdbeerblatt	—	○	○	●
Gelber Ampfer/Krauser Ampfer	—	—	○	○

Empfehlenswerte oder nur wenig bekömmliche Nahrungsmittel

NAHRUNGSMITTELÜBERSICHT FÜR ALLE BLUTGRUPPEN				
● Vorteilhaft ○ Neutral — Vermeiden	\multicolumn{4}{c}{Blutgruppen}			
	O	A	B	AB
Kräutertees				
Ginseng	○	●	●	●
Große Klette	—	●	●	●
Grüner Tee	○	●	○	●
Hagebutten	●	●	●	●
Helmkraut	○	○	—	—
Himbeerblatt	○	○	●	○
Hirtentäschel	—	○	—	—
Holunder	○	○	○	○
Hopfen	●	○	—	—
Huflattich	—	○	—	—
Ingwer	●	●	●	●
Johanniskraut	—	●	○	○
Kamille	○	●	○	●
Kanadische Orangenwurz	—	○	—	○
Katzenminze	○	—	○	○
Königskerze	○	○	—	—
Lindenblüten	●	○	—	—
Löwenzahn	●	○	○	○
Maisgriffel	—	—	—	—
Mariendistel	○	●	○	○
Maulbeere	●	○	○	○
Minze, grüne	○	○	○	○
Petersilie	●	○	●	○
Pfefferminze	●	○	●	○
Rhabarber	—	—	—	—
Rotklee	—	—	—	—
Salbei	○	○	●	○
Sarsaparille	●	○	○	○
Schafgarbe	○	○	○	○
Sennesblätter	—	○	—	—
Sonnenhut/Echinacea	—	●	○	●
Süßholzwurzel	○	○	●	●

Grüner Tee wird wegen seiner antioxidativen Eigenschaften für Blutgruppe A und AB sogar als Heilgetränk empfohlen

Kräutertees sind wirksame Heilmittel, man sollte sie daher nach Bedarf, aber nicht als reine Durstlöscher konsumieren

Appetit aufs Abnehmen

Reines, klares Wasser aus unterirdischen Wasservorkommen, direkt an der Quelle abgefüllt, ist für alle Blutgruppen ideal

NAHRUNGSMITTELÜBERSICHT FÜR ALLE BLUTGRUPPEN

● Vorteilhaft ○ Neutral — Vermeiden

	Blutgruppen			
	O	A	B	AB
Kräutertees				
Thymian	○	○	○	○
Ulmenrinde	●	●	○	○
Vogelmiere	●	○	○	○
Weißdorn	○	●	○	●
Weißeichenrinde	○	○	○	○
Weißer Andorn	○	○	○	○
Getränke				
Bier	○	—	○	○
Bohnenkaffee (auch koffeinfrei)	—	●	○	●
Colagetränke	—	—	—	—
Diätlimonade	—	—	—	—
Grüner Tee	○	●	●	●
Limonade	—	—	—	—
Reines Wasser/Quellwasser/Mineralwasser	●	●	●	●
Rotwein	○	●	○	○
Schwarzer Tee	—	—	○	—
Spirituosen	—	—	—	—
Tafelwasser	○	○	○	○
Weißwein	○	○	○	○

Kapitel 3

Die ideale Kost für Blutgruppe 0

Eine Nahrung, die genügend tierisches Eiweiß enthält, ist für die Nachfahren der Jäger und Sammler genau das Richtige. Da das robuste Verdauungssystem von Bluttyp 0 reichlich Magensäure produziert, ist es optimal auf Fleisch, Fisch und Geflügel eingestellt.

Die Highlights: Mageres Fleisch; Geflügel; Fisch und Meeresfrüchte; Eier; Leinsamen- und Olivenöl; grünes Blattgemüse (auch Blätter von Wurzelgemüse). Reichlich Obst (wichtig als Brotersatz, wenn es um die schnelle Gewichtsabnahme geht), vor allem Pflaumen, Dörrpflaumen und Feigen. Die nötige Würze liefern Knoblauch, Kombualgen und Jodsalz sowie Curry und Cayennepfeffer.

Ganz vom Speiseplan streichen: Linsen und Kidneybohnen; Weizen-, Hafer- und Maisprodukte; Kohlsorten wie Weißkohl, Rosenkohl, Blumenkohl. Auch Kartoffeln und Auberginen, beides Nachtschattengewächse, sind tabu. Außerdem: Alfalfasprossen, weiße Champignons und Shiitakepilze, schwarze Oliven, Brombeeren, alle Kokoserzeugnisse. Und nicht zuletzt Bier; es ist für den Bluttyp 0 zwar als neutral anzusehen – ebenso wie Rot- und Weißwein –, der regelmäßige Konsum steht jedoch dem Ziel, überflüssige Pfunde auf Dauer loszuwerden, im Weg.

In kleinen Mengen akzeptabel: Bohnen und Hülsenfrüchte; Nüsse; Sojaerzeugnisse; Nudeln aus Buchweizen; Topinambur; Reismehl oder Quinoa. Auch Tomaten sollten nicht allzu oft und allzu reichlich auf den Tisch kommen. Zurückhaltung ist außerdem bei Milchprodukten, bei Zucker, Honig und Schokolade angesagt.

Was sonst noch empfehlenswert oder besser zu vermeiden ist, steht in der Nahrungsmittelliste auf Seite 24 ff

Frühstück und Co.

Ab und zu ein Müsli? Jein!

Für Blutgruppe 0 sind weder die gängigen Frühstücksflocken noch Getreidemüslis sehr bekömmlich. Wer auf sein gewohntes Müsli nicht verzichten mag, sollte es mit Dinkelflocken, Puffhirse, Reisflocken und

Die ideale Kost für Blutgruppe O

Amarant zubereiten. Noch besser aber ist es, Sie kitzeln Ihren Gaumen mit den folgenden Alternativen!

Früchte und Beeren in Hülle und Fülle: Neben den besonders zu empfehlenden Früchten wie frischen und getrockneten Feigen, Pflaumen (einschließlich Zwetschgen und Renekloden) können Sie mit diesem Obst nicht nur Ihr Frühstücksmüsli, sondern auch Salate und andere Gerichte vitaminreich abrunden: Ananas, Äpfel, Aprikosen, Bananen, Birnen, Blaubeeren, Boysenbeeren, Datteln, Granatäpfel, Grapefruits, Himbeeren, Holunderbeeren, Johannisbeeren, Kakis, Kaktusfeigen, Kirschen, Kiwis, Limetten, Mangos, Nektarinen, Papayas, Pfirsiche, Preiselbeeren, Rosinen, Stachelbeeren, Weintrauben.

Leckere Obst- und Gemüsesalate: Mit Leinöl, Rapsöl oder Sesamöl und einer Spur Vanille- oder Mandelextrakt, Ahornsirup, Honig, Zucker oder anderen »Geschmacksverstärkern« aus den Kategorien »Vorteilhaft« und »Neutral« lassen sich jede Menge Salatvariationen aus Früchten und Beeren bekömmlich und gaumenfreundlich anrichten. Probieren Sie es aus! Auch Gemüse als Rohkost (beispielsweise Karotten) oder schonend gegart und mit einer würzigen Marinade zubereitet – durchaus mit ein paar Streifen gedämpftem Fisch oder Fleisch garniert –, lässt Bluttyp O sein gewohntes Müsli schnell vergessen. Falls Sie nicht allzu sehr auf die schlanke Linie achten müssen und keine Verdauungsprobleme haben: Geben Sie ruhig ein paar Kürbiskerne oder Walnüsse oder auch Nüsse aus der neutralen Kategorie an die Salate, die Brotaufstriche und ganz nach Geschmack an die Zwischen- oder Hauptgerichte.

Ein bisschen Brot muss sein

Wenn Ihr Brotkorb morgens oder abends nicht leer sein soll, können Sie natürlich auf die neutralen Sorten zurückgreifen, beispielsweise auf Dinkel- anstelle von Weizenbrot. Die gut verdauliche Wildform des Weizens gibt es als Toastbrot, Baguette oder Vollkornbrot und -brötchen.
Am bekömmlichsten ist allerdings das so genannte Essener Brot aus gekeimtem Weizen, das vorwiegend in Bioläden und Reformhäusern angeboten wird.

Schmackhafte Aufstriche – süß, sauer oder salzig: Kreieren Sie aus Sojaquark/Sojakäse (Tofu), Ziegen- oder Schafskäse (Feta) und einem Spritzer Leinöl einen pikanten Brotaufstrich nach eigenem Gusto – angereichert mit frischen Kräutern, Knoblauch und Zwiebeln, gewürzt mit Curry, Ingwer oder Cayennepfeffer. Auch Sauermilchbutter kann man so im Nu eine würzige Note geben.

Marginalien:

Essen Sie möglichst solche Früchte, die gerade bei uns Saison haben

Soja ist für Bluttyp O neutral – aber nicht ideal

Frühstück und Co.

Rezeptideen
Olivenkäse: Zerbröckelten Schafskäse mit etwas Olivenöl und klein geschnittenen, paprikagefüllten Oliven verrühren. Mit Paprikapulver würzen.
Walnussbutter: Weiche Butter mit fein gehackten Walnüssen verrühren. Mit Salz und Honig abschmecken.
Sesamtofu: Sojaquark mit Leinöl, etwas Salz und Curry, Sesamsamen, Tomatenmark und zerdrückter Knoblauchzehe im Mixer cremig rühren.

Was darf es noch sein?
Erlaubt sind Gelees und Konfitüren (ohne chemische Zusätze) aus vorteilhaften und neutralen Obstsorten. Bevorzugen Sie aber dunkle Früchte, etwa Pflaumenmus, schwarze Johannisbeer- oder Holunderkonfitüre. Eier können Sie in allen Variationen, also gekocht, gebacken, in Oliven-, Rapsöl oder Butterschmalz gebraten, drei- bis viermal in der Woche verspeisen: zum Frühstück, als Zwischenmahlzeit oder als Zutat zum Hauptgericht.

Drei bis vier Eier in der Woche sind akzeptabel

Die besten Getränke: Tees
Der koffeinhaltige grüne Tee ist eine belebende Alternative zum Bohnenkaffee. Ansonsten sind Tees mit eher beruhigender Wirkung, beispielsweise Pfefferminze, Petersilie, Hagebutte und Sarsaparille, praktisch zu jeder Tageszeit angesagt. Kleine Mengen Süßholztee beugen Reizungen der Magenschleimhaut vor. Außerdem: Säfte aus empfehlenswertem Obst und Gemüse.

Mixgetränke – die idealen Kombinationen: Ananas und Banane; Ananas und Weintrauben; Banane und Papaya; Banane und Pfirsich; Grapefruit und Banane; Kürbis und Grapefruit; Pflaumen und Aprikose; Karotten und Brokkoli; Karotten und Ingwer; Karotten und Sellerie; Rote Bete und Spinat; Tomaten und Sellerie. Außerdem Mineralwasser mit dem Saft von Ananas, Blaubeeren, Pflaumen, Preiselbeeren, Süßkirschen, Weintrauben, Zitrone.

Rezeptideen
Pikanter Gemüsecocktail: Rote Paprikaschote, Salatgurke und Tomaten klein schneiden, mit Cayennepfeffer, Jodsalz, Kresse und Sojamilch im Mixer pürieren. In ein Glas geben und mit Mineralwasser auffüllen.
Würziger Tomatensaft: Tomatensaft mit etwas Zitronensaft, Salz, Nelkenpulver und Piment verrühren.

Die ideale Kost für Blutgruppe 0

Leicht und lecker: kleine Mahlzeiten für zwischendurch

Sommerlicher Krabben-Gurken-Salat
Zubereitungszeit: 15 Minuten

Zutaten
1 mittelgroße Salatgurke, 150 g ausgelöste Krabben, 1 EL Zitronensaft, Salz, 2 EL Leinöl, 1 Bund Dill

Lein(samen)öl wird aus den kleinen braunen Samen der Flachs- und Leinpflanze gewonnen

➤ Die geschälte Gurke in feine Scheiben schneiden, mit den Krabben in eine Schüssel geben.
➤ Für die Salatsauce Zitronensaft und Salz so lange verrühren, bis sich das Salz gelöst hat. Unter Rühren das Öl langsam hinzugießen. Die Sauce mit den Salatzutaten mischen. Fein geschnittenen Dill dazugeben und den Salat kurz ziehen lassen.

🍴 Ohne Krabben auch für alle anderen Blutgruppen geeignet.

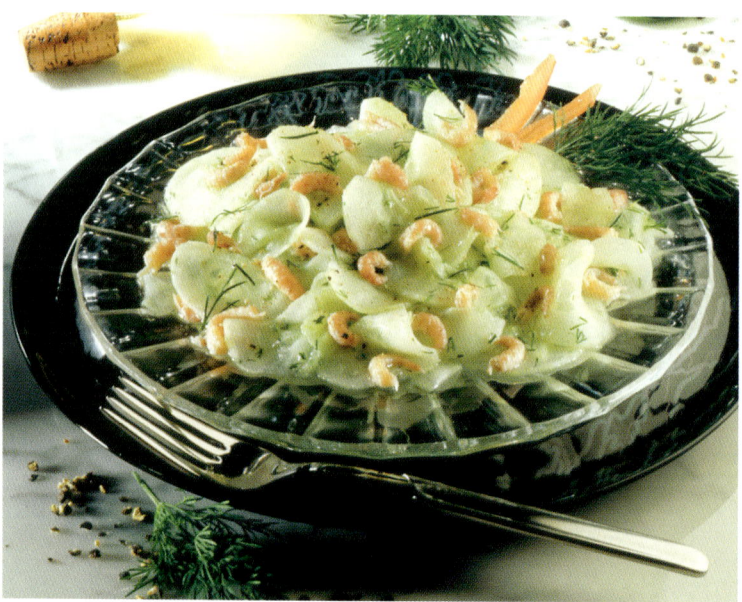

Leicht und lecker: kleine Mahlzeiten für zwischendurch

Dreierlei Rohkost mit Currysauce
Zubereitungszeit: etwa 30 Minuten

Zutaten
1 Bund Radieschen, 1 Schalotte, fein gehackt, 250 g Sojaquark (Tofu), Saft von ½ Zitrone, 2 EL Öl, 2 EL Curry, 1 TL Honig, Jodsalz, Piment, 50 g Mungbohnensprossen (aus dem Glas), 1 Kohlrabi (ca. 220 g), geraspelt, 1 Rote Bete (ca. 220 g), geraspelt

- ➤ Die Radieschen samt Blättern gründlich waschen, einige schöne Blätter in schmale Streifen schneiden. Die Radieschen in dünne Scheiben schneiden und mit den Blattstreifen mischen.
- ➤ Für die Currysauce Schalotten und Sojaquark mit Zitronensaft und Öl gründlich verrühren. Curry und Honig untermischen, mit Salz und Piment abschmecken. Falls die Sauce zu dickflüssig ist, noch etwas Zitronensaft unterrühren. Die Hälfte der abgetropften Mungbohnensprossen unter die Currysauce rühren.
- ➤ Kohlrabi, Rote Bete und Radieschen als Häufchen auf 4 Teller setzen. In die Mitte einen Klacks Currysauce geben und mit den übrigen Sprossen bestreuen.

Tipp: Variieren Sie dieses Gericht je nach Saison beispielsweise mit Zucchini, Karotten, Staudensellerie, Zuckerschoten oder anderen vorteilhaften oder neutralen Gemüsen.

Chicorée mit Entenbrust und Äpfeln
Zubereitungszeit: 40 Minuten

Zutaten
1 große Entenbrust (300 – 350 g), Jodsalz, Pfeffer aus der Mühle, 1 EL Weißwein, 1 kleiner säuerlicher Apfel, 3 EL Zitronensaft, 2 – 3 Chicorée, 1 kleine rote Zwiebel, 3 EL gehackte Walnüsse, 4 EL Olivenöl, ½ Knoblauchzehe

Verwenden Sie für Ihre Salate möglichst nur hochwertige vorteilhafte und neutrale Öle

- ➤ Die Entenbrust auf der Hautseite gitterartig einschneiden. Mit Salz und Pfeffer aus der Mühle einreiben.
- ➤ Eine (möglichst schwere) Pfanne erhitzen. Die Entenbrust mit der Hautseite nach unten im eigenen Fett 2 – 3 Minuten goldgelb bra-

Die ideale Kost für Blutgruppe O

ten, dann wenden. Nochmals 2 – 3 Minuten braten. Die Pfanne halb zudecken und das Fleisch bei schwacher Hitze 10 Minuten weiterbraten.
➤ Das Fleisch aus der Pfanne nehmen und auf ein Gitter legen (Teller darunter stellen.) Das Fett aus der Pfanne abgießen, den Wein hineingießen und den Bratfond damit lösen.

Die kaltgepressten Öle sollten aus biologisch angebauter Rohware stammen

➤ Für den Salat den geschälten Apfel in dünne Stäbchen schneiden, sofort in einer Schüssel mit 1 EL Zitronensaft mischen. Vom geputzten Chicorée 20 Blattspitzen zum Garnieren beiseite legen. Die restlichen Blätter in etwa 3 cm lange Streifen schneiden. Die Zwiebel halbieren und in feine Ringe schneiden.
➤ Alle Salatzutaten und die Walnüsse mischen. Mit dem restlichen Zitronensaft etwas Salz und Pfeffer verrühren, das Öl darunter schlagen, den geschälten und durchgepressten Knoblauch dazugeben.
➤ Je 5 Chicoréeblätter sternförmig auf 4 großen Tellern anrichten. Den Salat in der Mitte verteilen und mit der Sauce beträufeln. Die Entenbrust leicht schräg in dünne Scheiben schneiden, zwischen den Salatblättern anordnen und mit Bratfond beträufeln.

Lachs mit Zitronen-Dill-Sauce
Zubereitungszeit: 20 Minuten

Zutaten
1 EL scharfer Senf, 3 Eigelb, Salz, 1 Prise Cayennepfeffer, Saft von 2 Zitronen, 2 EL Oliven- oder Leinöl, 1 Schalotte, fein gehackt, 2 – 3 Bund Dill (je nach Größe), 250 g küchenfertiges Lachsfilet

➤ Senf mit Eigelb in einer Schüssel verrühren, salzen, pfeffern und Zitronensaft zufügen. Mit dem Schneebesen oder Pürierstab kräftig durchschlagen, dabei das Öl langsam einfließen lassen. Die Schalotten und fein gehackten Dill unter die Sauce heben und nochmals abschmecken.
➤ Lachsfilet in dünne Scheiben schneiden, über Dampf 2 – 3 Minuten garen. Locker auf 4 Teller verteilen und mit der Sauce übergießen.

🍴 Auch für alle anderen Blutgruppen geeignet; Bluttyp A und AB sollten aber auf Pfeffer verzichten.

Leicht und lecker: kleine Mahlzeiten für zwischendurch

Basilikumcremesuppe mit Kirschtomaten
Zubereitungszeit: 20 Minuten

Zutaten
1 EL Butterschmalz, 1 Schalotte, fein gehackt, 2 Topinambur (ca. 250 g), in Würfel geschnitten, 4 Bund (oder 2 Töpfchen) Basilikum, ¾ l Gemüsebrühe (aus Extrakt), 3 EL Sojaquark (Tofu), Jodsalz, 1 Prise Cayennepfeffer, Zitronensaft, 100 g Kirschtomaten (Cocktailtomaten)

➤ Butterschmalz in einem Topf erhitzen und die Schalotten darin glasig dünsten. Topinambur zugeben und kurz mitdünsten.
➤ Vom Basilikum einige schöne Blättchen zum Garnieren beiseite legen. Die übrigen Basilikumzweige grob zerschneiden und zum Topinambur geben. Mit Gemüsebrühe aufgießen, langsam aufkochen und etwa 15 Minuten bissfest köcheln lassen.
➤ Die Suppe mit dem Mixer oder Stabmixer pürieren, durch ein feines Sieb streichen und den Sojaquark unterrühren. Mit Salz und Cayennepfeffer würzen und erneut erhitzen, zuletzt mit Zitronensaft abschmecken.
➤ Die Basilikumcremesuppe auf 4 Teller verteilen und mit den gewaschenen, halbierten Kirschtomaten und den zurückbehaltenen Basilikumblättchen garnieren.

Tipp: Anstelle des Basilikums eignet sich auch Kerbel sehr gut.

Butterschmalz ist geklärtes reines Butterfett, das durch Abkühlen und Aufschlagen mit Luft in eine feste Form gebracht wird

Mangoldsuppe mit Käsecroûtons
Zubereitungszeit: 35 Minuten

Zutaten
1 kleine Zwiebel, gehackt, 1 Knoblauchzehe, gehackt, 2 EL Butterschmalz oder Olivenöl, 500 g Mangoldblätter, Jodsalz, Piment, ½ l Kalbfleischfond (aus Extrakt), ¼ l Sojamilch, 2 Scheiben Brot (Soja, Hirse oder Dinkel), 2 EL Butter, 2 EL zerbröckelter Schafskäse (Feta)

➤ Zwiebeln und Knoblauch im heißen Fett glasig braten. Mangold hinzufügen und anschwitzen lassen. Mit Salz und Piment würzen, mit Kalbfleischfond und Sojamilch aufgießen und zugedeckt etwa 15–20 Minuten köcheln lassen.

Die ideale Kost für Blutgruppe O

➤ Die Suppe mit dem Stabmixer oder Mixer fein pürieren, durch ein Sieb streichen und erneut zum Kochen bringen.
➤ Brotscheiben entrinden und in kleine Würfel schneiden. Die Butter in einer beschichteten Pfanne erhitzen und die Brotwürfel darin von allen Seiten bei mittlerer Hitze goldgelb rösten. Mit dem zerbröckelten Schafskäse bestreuen und unter ständigem Rühren mit einem Holzlöffel weiterrösten.
➤ Die Suppe auf 4 vorgewärmte Suppentassen verteilen und mit den Käsecroûtons bestreuen.

Tipp: Statt Mangold kann frischer Blattspinat verwendet werden.

Lauch auf Spargelart
Zubereitungszeit: 20 Minuten

Zutaten
12 mittelgroße Stangen Lauch/Porree, Jodsalz, 3 EL Butter, 2 EL Semmelbrösel (aus empfohlenen Brotsorten)

➤ Die Wurzeln und das grüne Ende der Lauchstangen abschneiden. Die übrig gebliebenen weißen Stangen gründlich waschen, um den Sand zwischen den einzelnen Blättern zu entfernen. Den Lauch in kochendes Salzwasser legen und bei leichter Hitze 15 Minuten gar kochen.
➤ In der Zwischenzeit die Butter in der Pfanne zerlassen. Semmelbrösel hinzufügen und hellgelb anrösten.
➤ Die Lauchstangen auf einem Sieb gut abtropfen lassen und auf eine Platte geben. Mit der Semmelbrösel-Butter übergießen.

Tipp: Übergießen Sie den Lauch alternativ mit der hellen Marinade (siehe Seite 61).

🍴 Mit Öl statt Butter auch für Blutgruppe A geeignet.

Leicht und lecker: kleine Mahlzeiten für zwischendurch

Pflaumenkompott mit Walnüssen
Zubereitungszeit: 15 Minuten

Zutaten
¼ l Weißwein, ¼ l Wasser, 5 Gewürznelken, 1 unbehandelte Zitrone, 10 EL Zucker, 1 kg Pflaumen/Zwetschgen, halbiert, 2 EL gehackte Walnüsse

➤ Wein und Wasser mit Gewürznelken, zwei Stückchen Zitronenschale und dem Zucker aufkochen lassen. Pflaumen in den kochenden Sud geben, aufkochen, einige Minuten gar ziehen lassen und danach gut auskühlen lassen.
➤ Vor dem Servieren Nelken und Zitronenschale entfernen und die Walnüsse über das Kompott streuen.

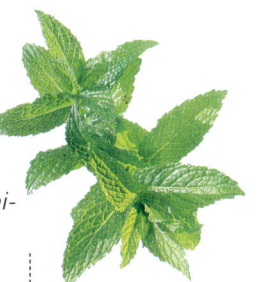

Frische Feigen mit Weinschaum
Zubereitungszeit: 30 Minuten

Zutaten
2 Eigelb, 5 EL Zucker, Saft von ½ Zitrone, 0,2 l Rotwein, 8 frische Feigen, halbiert, frische Minze zum Garnieren

➤ Eigelb und Zucker in einer Metallschüssel zu einer cremigen Masse aufschlagen. Die Schüssel in ein leicht siedendes Wasserbad stellen. Weiterschlagen und dabei Zitronensaft und Rotwein einfließen lassen. Ständig weiterschlagen, bis eine dickschaumige Sauce entstanden ist.
➤ Den Weinschaum als Spiegel auf 4 Teller gießen. Jeweils 4 Feigenhälften in die Mitte setzen. Mit Minzeblättchen garnieren und sofort servieren.

🍴 Auch für alle anderen Blutgruppen geeignet.

Die ideale Kost für Blutgruppe O

Hirsequark mit blauen und roten Beeren
Zubereitungszeit: 15 Minuten

Zutaten
250 g Sojaquark (Tofu), ⅛ l Sojamilch, 3 EL Zitronensaft, 60 g Zucker, 150 g gekochte Hirse, 2 EL gehackte Walnüsse, insg. 250 g Blaubeeren, Johannisbeeren und Himbeeren

Sojamilch lässt sich zum Kochen ähnlich wie Kuhmilch verwenden, schmeckt allerdings etwas anders

➤ Sojaquark mit Sojamilch in einer Schüssel verrühren. Zitronensaft und Zucker hinzufügen und die Masse mit dem Schneebesen cremig aufschlagen.
➤ Hirse, Walnüsse und Beeren vorsichtig unter die Sojaquarkmasse mischen, auf Portionsschälchen verteilen und gut gekühlt servieren. Nach Belieben mit Minzeblättchen garnieren.

🍽 Auch für alle anderen Blutgruppen geeignet; Bluttyp B sollte aber statt Sojaquark und -milch besser Ricotta und Joghurt wählen.

Bekömmlich und köstlich: abwechslungsreiche Hauptgerichte

Wildgeschnetzeltes mit Weintrauben
Zubereitungszeit: 25 Minuten

Zutaten
250 g Weintrauben, weiß, blau oder gemischt, 600 g Wildfleisch (Reh, Hase, Hirsch) ohne Knochen, 2 EL Butterschmalz, Jodsalz, 3 EL trockener Weißwein, 100 g Schalotten, gehackt, 125 g Sojaquark (Tofu), Piment, 1 TL Butter, 1 TL gehackter Majoran

Das Fleisch sollte erst unmittelbar vor dem Braten geschnetzelt werden, damit es nicht zu viel Salz verliert

➤ Die gewaschenen Weintrauben schälen, halbieren und entkernen. Das Fleisch in kleine Scheiben schneiden.
➤ 1 EL Butterschmalz in einer großen Pfanne erhitzen. Das Fleisch hineingeben und rasch anbraten, dann aus der Pfanne nehmen und warm stellen. Leicht salzen. Den Bratfond mit 1 EL Wein loskochen und abgießen.
➤ 1 EL Butterschmalz in die saubere Pfanne geben, die Schalotten zufügen und unter mehrmaligem Wenden braten, ohne dass sie Farbe

Bekömmlich und köstlich: abwechslungsreiche Hauptgerichte

annehmen. Restlichen Wein zugeben und 1–2 Minuten einkochen lassen. Sojaquark zugeben, unter Rühren köcheln lassen, bis die Sauce sämig wird.
- Das Fleisch in die Pfanne geben, mit Salz und Piment abschmecken. Bei schwacher Hitze warm halten.
- Die Butter erwärmen und die Weintrauben darin unter Wenden erhitzen. Beeren und Fleisch mischen, mit Majoran bestreuen.
- Beilage: Naturreis.

Weintrauben kann man besser schälen, wenn man sie kurz mit kochendem Wasser überbrüht

🍽 Für Blutgruppe B ebenfalls gut bekömmlich, vor allem wenn Sojaquark durch Ricotta oder Sauerrahm ersetzt wird. Blutgruppe AB sollte das Gericht ausschließlich mit Hasenfleisch und mit Olivenöl anstelle von Butterschmalz und Butter zubereiten.

Hühnerleberpfanne mit Äpfeln und Zwiebeln
Zubereitungszeit: 30 Minuten

Zutaten
600 g küchenfertige Hühnerleber, 4 EL Butterschmalz, 2 mittelgroße Zwiebeln, in Ringe geschnitten, 2 Äpfel (Boskop), in Spalten geschnitten, Weißwein, 1 Zweig oder 2 TL getrockneter Majoran, Jodsalz, 1 Prise Cayennepfeffer

- Hühnerleber in zwei Hälften teilen und im heißen Butterschmalz 3 Minuten unter häufigem Wenden anbraten. Aus der Pfanne nehmen und zugedeckt beiseite stellen.
- Zwiebeln im verbliebenen Bratfett dünsten, Apfelspalten zufügen und 5 Minuten dünsten. Einen Schuss Weißwein dazugießen, mit Majoran würzen, salzen und pfeffern. Hühnerleber dazugeben und zugedeckt bei milder Hitze 8 Minuten ziehen lassen.
- Beilage: Löwenzahnsalat mit Vollreisbrot.

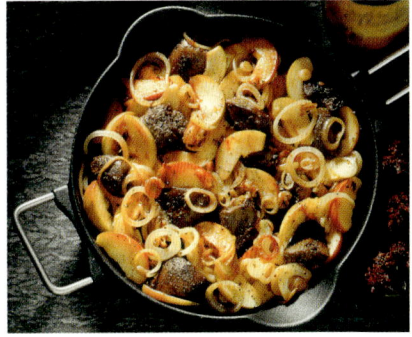

🍽 Mit Truthahnleber statt Hühnerleber auch für Blutgruppe B geeignet.

Die ideale Kost für Blutgruppe 0

Wildsalat mit Birnen
Zubereitungszeit: 20 Minuten

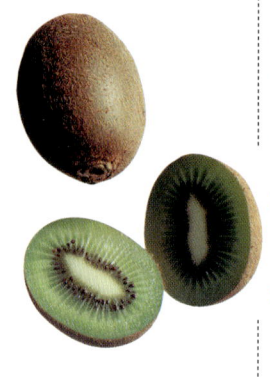

Zutaten
2 reife Birnen, in Streifen geschnitten, 1 TL Zitronensaft, ½ Sellerieknolle, in Streifen geschnitten, Jodsalz, 2 Kiwis, 200 g Reste von Wildfleisch, in Scheiben geschnitten, 2 EL grob gehackte Walnüsse, Senfdressing (siehe Seite 62), 6–8 Blätter Lollo Rosso oder Eisbergsalat, Pfeffer aus der Mühle

➤ Die in Streifen geschnittenen Birnen sofort mit Zitronensaft beträufeln. Selleriestreifen in kochendem Salzwasser etwa 2 Minuten blanchieren, anschließend in einem Sieb gut abtropfen lassen.
➤ Die Kiwis schälen, eine in Scheiben, die andere in Würfel schneiden. Kiwiwürfel mit Fleisch, Birnen, Sellerie und Walnüssen in einer Schüssel vermischen. Senfdressing über die Salatzutaten gießen und unterheben.
➤ Den Salat auf den Lollo-Rosso-Blättern anrichten, mit den Kiwischeiben garnieren und mit Pfeffer bestreuen.
➤ Beilage: Essener Brot und Butter.

🍴 Auch für Blutgruppe B geeignet.

Geschmortes Herz
Zubereitungszeit: 30 Minuten

Zutaten
Herzen von Lamm oder Kalb (ca. 400 g), Jodsalz, Pfeffer aus der Mühle, 4 EL Butterschmalz, 2–3 Schalotten, fein gehackt, 1 Bund Suppengrün, klein geschnitten, ⅛ l trockener Weißwein, 4 EL Sojaquark

Rotes Fleisch kann vier- bis sechsmal, das eiweißärmere Geflügel zwei- bis dreimal in der Woche auf dem Speiseplan stehen

➤ Die gewaschenen und trockengetupften Herzen von Haut, Sehnen und Knorpeln befreien, halbieren, salzen und pfeffern. 2 EL Butterschmalz in einer Pfanne erhitzen und die Herzhälften darin scharf anbraten. Zudecken und bei schwacher Hitze 10 Minuten schmoren lassen.
➤ Das restliche Butterschmalz in einem kleinen Topf erhitzen und darin Schalotten und Suppengrün 10 Minuten andünsten. Mit dem

Bekömmlich und köstlich: abwechslungsreiche Hauptgerichte

Wein ablöschen, etwas eindicken lassen. Sojaquark unterziehen und die Sauce noch einmal kurz aufkochen.
➤ Herzen in dünne Scheiben schneiden (sie sollen innen noch zartrosa sein) und auf einer vorgewärmten Platte anrichten. Mit der Sauce übergießen.
➤ Beilage: Grüner Blattsalat.

Lammtopf mit Tomaten und Zucchini
Zubereitungszeit: 30 Minuten

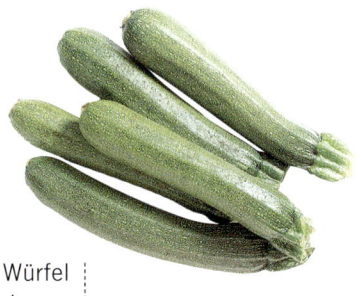

Zutaten
400 g Lammschulter, 2 EL Olivenöl, Jodsalz, 1 EL Curry, 1 große Zwiebel, fein gehackt, ¼ l Fleischbrühe (aus Extrakt), 1 große Dose geschälte Tomaten (850 g), 400 g Zucchini, 3 Knoblauchzehen, Pfeffer aus der Mühle, 1 Zweig Thymian

➤ Das Fleisch waschen, trockentupfen und in 1 cm große Würfel schneiden. Das Olivenöl in einem Topf erhitzen und das Fleisch portionsweise sehr kräftig anbraten. Salzen und mit Curry bestäuben.
➤ Die Zwiebeln untermischen, mit Brühe aufgießen und die Tomaten samt Saft zufügen. Aufkochen und 25 Minuten bei mittlerer Hitze garen.
➤ Inzwischen die gewaschenen Zucchini in feine Scheiben schneiden. Knoblauch schälen und durch die Presse in den Eintopf drücken. Mit Salz, Pfeffer und Thymian würzen. Die Zucchinischeiben 8 Minuten vor Ende der Garzeit untermischen und abschmecken.
➤ Beilage: Römischer Salat.

🍴 Ohne Tomaten auch für Blutgruppe B, ohne Pfeffer auch für Blutgruppe AB geeignet.

Die ideale Kost für Blutgruppe O

Kalbsgeschnetzeltes mit Austernpilzen
Zubereitungszeit: 30 Minuten

Zutaten
3 EL Olivenöl, 400 g Kalbfleisch aus der Keule, in Scheiben geschnitten, 1 mittelgroße Zwiebel, fein gehackt, 500 g Austernpilze, ¼ l trockener Weißwein, 200 g Sojaquark (Tofu), Jodsalz, Pfeffer aus der Mühle, 1 TL Worcestersauce, 1 TL getrockneter Thymian, 1 Bund glatte Petersilie

> Das Gewicht der Fleisch- und Fischportionen kann bei einer Mahlzeit je nach individuellem Bedarf zwischen 60 und 180 Gramm liegen

- ➤ Das Öl in einer großen Pfanne erhitzen und die Fleischstreifen darin portionsweise kräftig anbraten. Herausnehmen und zugedeckt beiseite stellen.
- ➤ Die Zwiebeln im verbliebenen Bratfett glasig dünsten. Austernpilze in die Pfanne geben und bei mittlerer Hitze dünsten, bis fast alle Flüssigkeit verdampft ist. Mit dem Wein aufgießen und knapp um die Hälfte einkochen lassen.
- ➤ Sojaquark unterrühren und mit Salz, Pfeffer, Worcestersauce und Thymian würzen. Die Fleischstreifen mitsamt dem ausgetretenen Fleischsaft zufügen und erwärmen. Die fein gehackte Petersilie einstreuen.
- ➤ Beilage: Basmatireis und Blattsalat.

Mit festem Sauerrahm (Schmand) statt Sojaquark auch für Blutgruppe B geeignet.

Kalbfilet mit karamelisierten Zwiebeln
Zubereitungszeit: 30 Minuten

Zutaten
2 EL Olivenöl, 5 große Gemüsezwiebeln, geviertelt, 2 TL Zucker, 500 g Rinderfilet, Jodsalz, Pfeffer aus der Mühle, ⅛ l Rosé (z. B. Badischer Weißherbst)

- ➤ Das Öl in einer großen, beschichteten Pfanne erhitzen und die Zwiebelviertel darin bei mittlerer Hitze kurz anbraten. Unter Rühren die Zwiebeln mit Zucker bestreuen und leicht karamelisieren lassen.
- ➤ Das Rinderfilet waschen, trockentupfen und mit Salz und Pfeffer einreiben. Die Zwiebeln an den Pfannenrand schieben und das

Bekömmlich und köstlich: abwechslungsreiche Hauptgerichte

Fleisch im Bratfett rundherum anbraten. Mit Wein aufgießen und zugedeckt bei schwacher Hitze in etwa 8–10 Minuten gar dünsten, dabei gelegentlich umrühren.
➤ Beilage: Glatter Endiviensalat (Eskariol) mit Senfdressing (siehe Seite 62).

🍴 Auch für Blutgruppe B geeignet.

Hackfleischpfanne mit Eiern
Zubereitungszeit: 25 Minuten

Zutaten
1 mittelgroße Zwiebel, grob gehackt, 1 EL Olivenöl, 2 Knoblauchzehen, 600 g Rinderhackfleisch, 3 EL Tomatenmark, 150 g Schafskäse (Feta), 1 TL wilder Majoran, frisch oder getrocknet, Jodsalz, Pfeffer aus der Mühle, 1 Msp. Cayennepfeffer, 4 Eier

➤ Die Zwiebeln im heißen Öl glasig dünsten, den Knoblauch dazupressen. Das Hackfleisch untermischen und unter Rühren krümelig braten. Tomatenmark und zerbröckelten Schafskäse zufügen, alles mischen und mit Majoran, Salz, Pfeffer und Cayennepfeffer würzen.
➤ Das Hackfleisch glatt streichen und mit einem Löffel 4 Mulden eindrücken. In jede Mulde ein aufgeschlagenes Ei gleiten lassen. Die Pfanne zudecken und die Eier bei mittlerer Hitze in etwa 6 Minuten stocken lassen.
➤ Beilage: Gurkensalat.

🍴 Ohne Tomatenmark auch für Blutgruppe B geeignet.

Pikante Frikadellen
Zubereitungszeit: 30 Minuten

Zutaten
250 g Hackfleisch vom Kalb oder Rind, 1 Zwiebel, fein gehackt, 3 EL Dinkelmehl oder Semmelbrösel (aus Dinkel- oder Hirsebrot), Jodsalz, Pfeffer aus der Mühle, 0,1 l Sojamilch oder Mineralwasser, 1 Ei, 2 EL Butterschmalz

Die ideale Kost für Blutgruppe O

➤ Hackfleisch mit Zwiebeln, Mehl oder Semmelbrösel sowie Salz und Pfeffer gründlich verkneten. Nach und nach Sojamilch oder Wasser und das Ei unter den Fleischteig rühren.
➤ Butterschmalz in einer Pfanne erhitzen. Mit zwei in Wasser getauchten Löffeln oder angefeuchteten Händen kleine Fleischbällchen formen, nach Belieben etwas flach drücken und im heißen Fett langsam von allen Seiten braun braten.
➤ Beilage: Salat aus jungen Spinatblättern.

🍴 Mit Magermilch oder Kefir statt Sojamilch auch für Blutgruppe B geeignet.

Fischtopf mit Gemüse und Safran
Zubereitungszeit: 30 Minuten

Zutaten
1 mittelgroße Zwiebel, fein gehackt, 2 EL Butter, 200 g Karotten, 5 Stangen Staudensellerie, 2 mittelgroße Stangen Lauch/Porree, 1 Döschen gemahlener Safran, ¼ l trockener Weißwein, ¾ l Gemüsebrühe (oder Fischfond aus dem Glas), Salz, Piment, Saft von ½ Zitrone, 600 g Fischfilet (z. B. Kabeljau oder andere Fische aus der Kategorie »Vorteilhaft«), 150 g Krabben

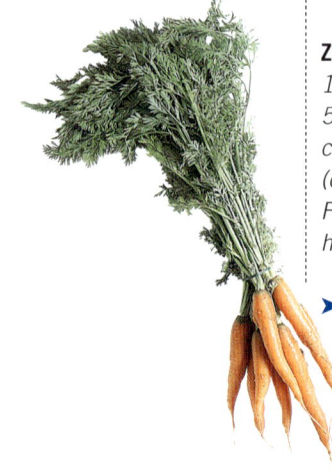

➤ Die Zwiebeln in der heißen Butter glasig dünsten. In Scheiben geschnittene Karotten, Staudensellerie und klein geschnittenen Lauch dazugeben und kurz andünsten. Safran darüber streuen, kurz anschwitzen lassen und mit Wein ablöschen. Gemüsebrühe aufgießen und mit Salz, Piment und etwas Zitronensaft würzen. Zugedeckt 15 Minuten bei mittlerer Hitze köcheln.
➤ Den gewaschenen Fisch in mundgerechte Würfel schneiden. Mit Zitronensaft beträufeln, salzen und mit Piment würzen. Zusammen mit den Krabben in einen Topf geben und bei schwacher Hitze in 5 Minuten gar ziehen lassen. Den Fischtopf abschmecken.
➤ Beilage: Essener Brot.

Tipp: Den Safran können Sie auch durch Curry ersetzen.

🍴 Ohne Krabben auch für Blutgruppe B geeignet.

Im Reformhaus und Naturkostladen gibt es außer Essener Brot auch Müsli aus gekeimtem Weizen

Bekömmlich und köstlich: abwechslungsreiche Hauptgerichte

Provenzalischer Knoblauchhecht
Zubereitungszeit: 35 Minuten

Zutaten
1 küchenfertiger Hecht (1,5 kg), Jodsalz, Pfeffer aus der Mühle, 2 Zweige Thymian, 100 g Butter, 30 ungeschälte junge kleine Knoblauchzehen, ⅛ l Zitronensaft, ⅛ l Wasser

- Den Hecht beim Fischhändler schuppen und ausnehmen lassen. Die Flossen abschneiden, den Fisch waschen und trockentupfen. Innen und außen mit Salz und Pfeffer einreiben, die Thymianzweige in das Innere des Hechts legen.
- Den Backofen auf 200 °C vorheizen. Eine feuerfeste Auflaufform mit Butter einfetten und die ungeschälten Knoblauchzehen darin verteilen. Den Hecht mit der Bauchseite nach unten in die Form legen, die restliche Butter in Flöckchen darauf setzen. Den Fisch auf der mittleren Schiene des Backofens 30 Minuten garen, dabei alle 5 Minuten mit dem Buttersaft begießen.
- Zitronensaft und Wasser vermischen. Nach 15 Minuten Garzeit ein Drittel des Zitronenwassers in die Form gießen, 5 Minuten später den Rest. Den Fisch weiterhin mit der Flüssigkeit begießen; die Sauce soll dick und sirupartig werden. Den Hecht in der Form servieren.
- Beilage: Ofenwarmes Brot (empfohlene Sorten), mit dem mitgegarten Knoblauch bestrichen.

Auch für Blutgruppe B und AB geeignet, Bluttyp AB sollte aber auf Pfeffer verzichten und die Butter gegen Olivenöl tauschen. Beide Blutgruppen können statt Zitronensaft roten Weinessig mit Wasser vermischen.

Heilbutt auf Basilikumtomaten
Zubereitungszeit: 30 Minuten

Zutaten
500 g mittelgroße Tomaten, 1 EL Olivenöl, Jodsalz, rosa Pfeffer aus der Mühle, 1 Bund Basilikum, 4 Heilbuttkoteletts (à 160 g), Saft von 1 Zitrone, ¼ l Fischfond (aus dem Glas), 4 TL Butter

Die ideale Kost für Blutgruppe 0

➤ Die Tomaten in kochendem Wasser blanchieren, häuten und in Scheiben schneiden, derbe Kerne und Stängelansatz entfernen. Eine Auflaufform mit Olivenöl auspinseln, die Tomaten hineinlegen, salzen und pfeffern. Das Basilikum abbrausen und 4 Zweige beiseite legen. Vom restlichen Basilikum die Blättchen über den Tomaten abzupfen.
➤ Den Backofen auf 200 °C vorheizen. Die Heilbuttkoteletts waschen, trockentupfen, mit Zitronensaft beträufeln, salzen und pfeffern. Den Fischfond in die Form gießen und die Heilbuttkoteletts nebeneinander auf die Tomatenscheiben legen. Die Butter in Flöckchen gleichmäßig darauf verteilen und auf jedes Heilbuttkotelett einen Zweig Basilikum legen.
➤ Den Fisch auf der mittleren Schiene des Backofens 15 Minuten garen. Nach Belieben mit Basilikum bestreut servieren.
➤ Beilage: Püree aus Süßkartoffeln.

Renke Fischer-Art
Zubereitungszeit: 35 Minuten

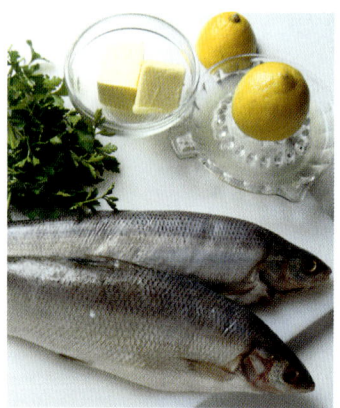

Zutaten
2 Renken (à 300 g), Saft von 1 Zitrone, Salz, 3 EL Butterschmalz, 1 Bund Petersilie

➤ Die ausgenommenen Renken waschen und trockentupfen, mit Zitronensaft beträufeln, innen und außen salzen. Den Backofen auf 200 °C vorheizen.
➤ Das Butterschmalz in einer flachen, feuerfesten Form mit Deckel erhitzen. Petersilie fein hacken und im Schmalz kurz andünsten. Die Fische in die Petersilienbutter legen, die Form zudecken und die Renken auf der mittleren Schiene des Backofens in etwa 15 Minuten gar dünsten. Ab und zu mit dem Saft begießen. Auf vorgewärmten Tellern anrichten.
➤ Beilage: Grüner Salat oder Blattspinat.

Tipp: Dieses Rezept kann auch mit allen anderen Seefischen der Kategorien »Vorteilhaft« oder »Neutral« zubereitet werden.

🍴 Auch für alle anderen Blutgruppen geeignet.

Bekömmlich und köstlich: abwechslungsreiche Hauptgerichte

Rote Paprikasuppe mit Jakobsmuscheln
Zubereitungszeit: 50 Minuten

Zutaten
4 Jakobsmuscheln, 2 EL Olivenöl, 1 EL Zitronensaft, 1 TL gehackter Dill, 2 EL Schalotten, fein gehackt, 1 EL Butter, 1 EL Zucker, 1 EL Tomatenpüree, 4 große rote Paprikaschoten, 1 EL Paprikapulver, edelsüß, Saft von 1 Zitrone, ¼ l Geflügelbouillon (aus dem Glas), je 1 Zweig Rosmarin und Petersilie, 125 g Sojaquark (Tofu), Jodsalz, Pfeffer aus der Mühle, 4 Dillzweige zum Garnieren

- Die Muscheln öffnen. Dazu nimmt man sie einzeln mit einem Küchentuch in die Hand, mit der flachen Schalenhälfte nach oben. Mit einem spitzen, großen Messer zwischen die Schalen fahren und den Muskel an der flachen Innenseite durchtrennen. Die flache Schale abheben, dabei die untere Schale festhalten. Mit dem Messer am Rand des Fleisches entlangfahren und die Muschel vorsichtig herauslösen. Den grauen Bartrand abschneiden.
- Den Rogen und den Rest des Schließmuskels entfernen und das Fleisch quer in sehr dünne Scheiben schneiden. Aus Olivenöl, Zitronensaft und Dill eine Marinade rühren und das Muschelfleisch damit bestreichen.
- Schalotten in der heißen Butter andünsten, den Zucker hineinstreuen und unter Rühren leicht karamelisieren lassen. Das Tomatenpüree und die entkernten, in Streifen geschnittenen Paprikaschoten sowie das Paprikapulver zugeben, mit Zitronensaft ablöschen. Mit Bouillon auffüllen, zum Kochen bringen und 8–10 Minuten bei geringer Hitze kochen lassen. Rosmarin- und Petersilienzweig zufügen, 2 Minuten mitziehen lassen und wieder herausnehmen.
- Sojaquark in die heiße Suppe geben, mit dem Pürierstab fein pürieren. Mit Salz und Pfeffer abschmecken und in Suppentassen verteilen. Die Jakobsmuscheln salzen, pfeffern, auf die Suppe legen und mit Dill garnieren.
- Beilage: Brot (empfohlene Sorten) und Butter.

Die ideale Kost für Blutgruppe O

Butterschmalz ist für Blutgruppe O ideal, weil es – wie das empfohlene Olivenöl – viele einfach ungesättigte Fettsäuren enthält

Spinatgratin mit Karotten
Zubereitungszeit: 40 Minuten

Zutaten
700 g Spinat, 2 EL Butterschmalz, 4 Knoblauchzehen, Jodsalz, Pfeffer aus der Mühle, 6 Karotten, in Scheiben geschnitten, 4 Schalotten, gehackt, ½ TL Zucker, ¼ l Fleischbrühe, Butterschmalz für die Form, 200 g Sojaquark (Tofu), 5 – 8 EL Sojamilch, 3 EL frisch geriebenes Brot (Hirse oder Dinkel), 20 g Butter

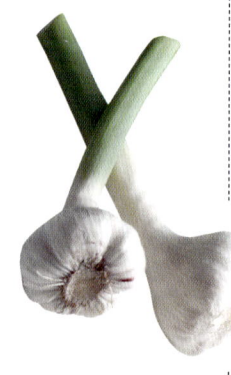

➤ Den gewaschenen, grob gehackten Spinat in 1 EL Butterschmalz dünsten. Knoblauchzehen dazupressen. Sobald der Spinat zusammengefallen ist, mit Salz und Pfeffer würzen.
➤ Karotten und Schalotten im restlichen Butterschmalz 2–3 Minuten glasig dünsten. Mit wenig Salz, Pfeffer und Zucker abschmecken und die Fleischbrühe dazugießen. Nochmals einige Minuten kochen. Das Gemüse soll nur knapp gar sein.
➤ Den Backofen auf 250 °C vorheizen. Eine ofenfeste Form mit wenig Butterschmalz ausstreichen und den Spinat hineingeben. Die Karottenscheiben dachziegelartig um den Spinat herumlegen. Sojaquark mit Sojamilch verrühren und mit dem geriebenen Brot auf dem Gemüse verteilen. Mit Butterflöckchen belegen und auf der mittleren Schiene des Backofens etwa 10 Minuten gratinieren.
➤ Beilage: Naturreis.

Auch für alle anderen Blutgruppen geeignet. Bluttyp A und AB sollten aber auf Pfeffer verzichten und Bluttyp A überdies Olivenöl statt Butter nehmen; Bluttyp B und AB verwenden am besten Ricotta und Joghurt anstelle von Sojaquark und -milch.

Nicht nur für Bluttyp O: Saucen und Dressings für alle Blutgruppen

Mit diesen »Universalsaucen« können Feinschmecker aller Blutgruppen ihren Salat anrichten – kleine Abwandlungen vorausgesetzt: Bluttyp O sollte anstelle von Sauerrahm und anderen Milcherzeugnissen Sojaprodukte wie Sojaquark (Tofu) und Sojamilch dazugeben. Wer Blutgruppe A oder AB hat, sollte auf Pfeffer verzichten, der sich meist sehr gut durch Piment ersetzen lässt.

Saucen und Dressings für alle Blutgruppen

Marinade für Blatt- und Gemüsesalate
Zubereitungszeit: etwa 5 Minuten

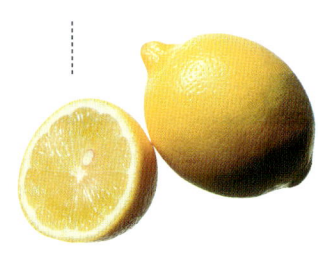

Zutaten
Zitronensaft (oder auch Apfelessig für Blutgruppe B und AB), Salz, Pfeffer aus der Mühle (Piment für Blutgruppe A und AB), Zucker, Öl

➤ Faustregel für die richtige Mischung: Bei Blattsalaten 1 Teil Säure und 2 Teile Öl der empfohlenen Sorten. Für reine Gemüsesalate nimmt man Säure und Öl zu gleichen Teilen. Stets erst die Gewürze und die Säure mischen, dann das Öl einrühren.

Helle Marinade für Gemüse und gemischte Salate
Zubereitungszeit: etwa 5 Minuten

Zutaten
Zitronensaft (oder auch Apfelessig für Blutgruppe B und AB), Sauerrahm oder Schmand (Sojaquark/Tofu für Blutgruppe 0), Salz, Pfeffer aus der Mühle (Piment für Blutgruppe A und AB), Zucker, Öl

➤ Faustregel für die richtige Mischung: 1 Teil Säure und 5 Teile Sauermilcherzeugnis mit den restlichen Zutaten abschmecken und gut verrühren.

Gartenkräuter-Dressing
Zubereitungszeit: 15 Minuten

Zutaten
4 EL Oliven- oder Leinöl, 2 EL Zitronensaft, 1 TL scharfer Senf oder geschroteter Senf, 1 Zwiebel (ca. 50 g), klein gehackt, 1 Msp. Zucker, Salz, Pfeffer aus der Mühle (Piment für Blutgruppe A und AB), 3–4 EL gehackte Kräuter (z. B. Petersilie, Schnittlauch, Kresse, Dill)

➤ Öl, Zitronensaft, Senf und Zwiebeln in eine Schüssel geben und gut verrühren. Mit Zucker, Salz und Pfeffer (Piment) abschmecken. Die Kräuter unterheben.

Die ideale Kost für Blutgruppe O

Senfdressing
Zubereitungszeit: 5 – 10 Minuten

Zutaten
10 EL Ricotta oder Sauerrahm (Sojaquark/Tofu für Blutgruppe 0), 1 EL Senf, 4 EL Zitronensaft, Salz, 1 Prise Cayennepfeffer (Piment für Blutgruppe A und AB), 1 Msp. Zucker

➤ Alle Zutaten zu einer sämigen Sauce verrühren. Nach Belieben fein gehackten Knoblauch und frische Kräuter untermischen.

Leichte Mayonnaise
Zubereitungszeit: 15 Minuten

Zutaten
2 Eier, 1 TL scharfer Senf, 4 TL Zitronensaft, ¼ l Olivenöl, Salz, Cayennepfeffer (Piment für Blutgruppe A und AB)

> **Nehmen Sie gekochtes anstelle von rohem Eigelb für die hausgemachte Mayonnaise – um das Risiko einer Keimbelastung auszuschließen**

➤ Die Eier 8 – 10 Minuten hart kochen, abschrecken. Die herausgelösten Eigelbe mit Senf und 2 TL Zitronensaft mischen und dabei kräftig schlagen, bis die Mischung leicht cremig ist (gelingt am besten mit der elektrischen Küchenmaschine). Das Öl löffelweise zugeben und dabei die Masse weiterschlagen. Zuletzt 2 TL Zitronensaft zufügen und mit Salz und Cayennepfeffer (Piment) abschmecken.

Pikante Meerrettichcreme
Zubereitungszeit: etwa 5 Minuten

Zutaten
2 EL Meerrettich (aus dem Glas), 10 EL Sauerrahm oder Ricotta (Sojaquark/Tofu plus 2 EL Sojamilch für Blutgruppe 0), 2 EL gehackte Kräuter, Salz, Pfeffer aus der Mühle (Piment für Blutgruppe A und AB)

➤ Meerrettich und Sauerrahm oder Ricotta gut verrühren (bei Verwendung von Sojaquark je nach Konsistenz etwas Sojamilch zugeben). Die Kräuter unterheben. Mit Salz und mit Pfeffer (Piment) abschmecken.

Auch das könnte Ihnen schmecken

AUCH DAS KÖNNTE IHNEN SCHMECKEN Rezepte	Blutgruppe
Römischer Salat mit rosa Grapefruits (Seite 67)	A
Löwenzahnsalat mit Knoblauchcroûtons (Seite 67)	A
Brunnenkresse mit Kohlrabi-Apfel-Rohkost (Seite 68)	A
Grüne-Bohnen-Salat (Seite 69)	A
Früchtecocktail mit Geflügel (Seite 70)	A
Sauerkirschgrütze mit Mandelsplittern (Seite 71)	A
Lachskotelett auf Lauch (Seite 72)	A
Gebratene Forellenfilets mit Mandeln (Seite 72)	A
Rotbarsch in Zitronensauce (Seite 74)	A
Weinbergschnecken-Omelett (Seite 74)	A
Spinat mit Schafskäse und Pinienkernen (Seite 76)	A
Geschmorter Spargel mit Kerbelsauce (Seite 76)	A
Zucchini-Karotten-Rohkost mit Orangen-Vinaigrette (Seite 84)	B
Marinierter Mozzarella auf Radicchio (Seite 85)	B
Tropensalat mit Ananas (Seite 87)	B
Hammelkoteletts mit Fenchel-Birnen-Gemüse (Seite 89)	B
Kabeljaukoteletts mit Petersiliensauce (Seite 93)	B
Schollenröllchen auf Kohlrabi (Seite 94)	B
Radicchio-Rucola-Salat (Seite 101)	AB
Amerikanisches Club-Sandwich (Seite 101)	AB
Gratinierter Brokkoli (Seite 102)	AB
Tomaten mit Thunfischfüllung (Seite 102)	AB
Rote-Bete-Salat mit Walnüssen (Seite 104)	AB
Gebratene Austernpilze mit Basmatireis (Seite 105)	AB
Muschelragout mit Sellerie und Karotten (Seite 106)	AB
Thunfischsteaks mit geschmorten Äpfeln (Seite 106)	AB
Lammkoteletts auf Gurkengemüse (Seite 107)	AB
Würzige Kaninchenkeulen (Seite 108)	AB
Reistopf süß-sauer (Seite 108)	AB
Gemüsetopf mit Fisch (Seite 109)	AB

Kapitel 4

Die ideale Kost für Blutgruppe A

Mit viel frischem Obst und Gemüse und nahezu allem, was aus Feldfrüchten (abgesehen von Weizen) zubereitet wird, sind Menschen mit Blutgruppe A bestens versorgt. Denn mit dem pflanzlichen Eiweiß, doch auch mit kleinen Portionen Fisch kommt das äußerst empfindliche Verdauungssystem der einstigen »Landwirte« sehr gut klar.

Die Highlights: Fisch (wie Barsch, Kabeljau, Makrele); Weinbergschnecken; Linsen und grüne Bohnen; Sojabohnen (einschließlich der Sojazubereitungen Tofu, Tamari, Miso); Erdnüsse und Kürbiskerne; Gemüsezwiebeln, Brokkoli, Karotten, grüner Blattkohl, Spinat und Knoblauch; Brombeeren und Pflaumen, aber auch Ananas, Aprikosen und Feigen, Grapefruits und Zitronen.

Die fette Butter kann der löffelfeste Schmand gut ersetzen

Ganz vom Speiseplan streichen: Fleisch; Fisch mit hellem Fleisch (wie Heilbutt, Flunder oder Seezunge); Vollmilch und Vollmilchprodukte; Maiskeim- und Distelöl, Butter; Kidneybohnen, Kichererbsen, Lima- und Perlbohnen, Paprika, fermentierte Oliven, Kartoffeln, Süßkartoffeln, Yamswurzel, Weißkohl. Wenn's um die schlanke Linie geht, bleibt auch Mais außen vor, ansonsten ist er als neutral anzusehen. Tabu sind außerdem Honig- und Kantalupemelonen, Mangos, Papayas, Bananen und Orangen; bei den würzigen Zutaten Pfeffer, Essig, Sauerkonserven wie Mixed Pickles und Tomatenketchup.

In kleinen Mengen akzeptabel: Huhn; Leinsamen- und Olivenöl; Milchprodukte, die durch den Zusatz von Bakterienkulturen gesäuert wurden (wie Joghurt, Kefir und Sauerrahm); Eier; Weizenprodukte; Wassermelonen; Zucker, Schokolade, Melasse und Algenextrakt.

Frühstück und Co.

Täglich ein Müsli? Aber ja!

Die nahrhaften und an Ballaststoffen reichen Frischkornzubereitungen, etwa aus Amarant, Buchweizen, Dinkel, Hirse oder Roggen, sind für

Frühstück und Co.

Blutgruppe A ganz hervorragende Eiweißlieferanten. Doch wer zu Übergewicht neigt, sollte sich anstelle des sonst durchaus empfehlenswerten vollen Korns besser die leichteren Varianten wie Puffreis, Puffhirse oder zarte Haferflocken ins tägliche Müsli rühren. Beim Säure bildenden Weizenkorn müssen Früchte wie Ananas, Pflaumen oder Grapefruit für den Basen bildenden Ausgleich sorgen.

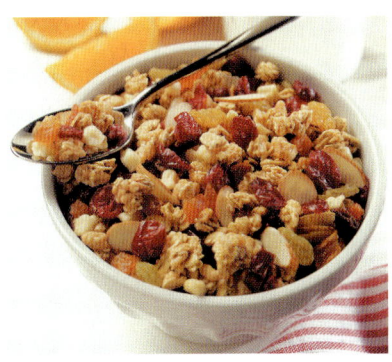

Früchte und Beeren – am besten basisch: Favorisieren Sie für Ihr Frühstücksmüsli, aber auch als Zwischenmahlzeit oder Beilage, stets die Obstsorten aus der Kategorie »Vorteilhaft«: Ananas, Aprikosen, Blaubeeren, Boysenbeeren, Brombeeren, Feigen, Grapefruits, Kirschen, Pflaumen und Preiselbeeren. Von den basischen Wirkungen dieser Früchte und Beeren profitiert beim Bluttyp A der gesamte Stoffwechsel.

Obst- und Gemüsesalate – mit Soja und wenig Fett: Bereiten Sie Rohkost oder Salate ohne großen Öleinsatz zu; etwas Leinsamen- oder Olivenöl ist akzeptabel. Mit Sauermilchprodukten und vor allem dem besonders eiweißhaltigen Sojaquark/Sojakäse (Tofu) sowie mit Erdnüssen, Kürbiskernen und der stattlichen Auswahl an neutralen Würzmitteln müssen sich die fettarmen Kompositionen hinter den herkömmlichen Salaten durchaus nicht verstecken.

> Die für Blutgruppe A wertvollen Lektine stecken bei den Erdnüssen in den Häutchen!

Rezeptideen

Haferflocken-Müsli: Haferflocken mit Sonnenblumen- und Pinienkernen, Rosinen und Weintrauben mischen. Einige Erdbeeren mit Kefir und etwas Zucker im Mixer cremig rühren, die Sauce zum Müsli servieren.

Obstsalat: Birnen- und Grapefruitschnitze mit Brombeeren und Rosinen mischen. Etwas Zitronensaft mit Sauerrahm verrühren, über das Obst geben und mit frisch gerösteten Erdnüssen bestreuen.

Feigenquark: Sojaquark mit etwas Sojamilch, klein geschnittenen Feigen und etwas Honig verrühren. Mit gehackten Kürbiskernen bestreuen.

> Sojaprodukte sind eine der besten Nährstoffquellen für Bluttyp A

Brot: am besten aus gekeimtem Weizen

Die Brotauswahl ist recht vielfältig: Das so genannte Essener Brot aus gekeimtem Weizen, Weizenkeimbrot, Sojabrot und Reiswaffeln sind besonders vorteilhaft. Aus der neutralen Kategorie gehören Dinkel-, Hirse-, Roggen- und Knäckebrot zu den gängigen Brotsorten, die hierzulande im Handel zu bekommen sind. Übergewichtige mit Blutgruppe A sollten jedoch auf Vollkornbrot oder -brötchen ganz verzichten.

Die ideale Kost für Blutgruppe A

Wer es lieber süß mag: Die Stulle dünn mit Gelee und Konfitüre aus vorteilhaften Früchten bestreichen

Schmackhafte Aufstriche – mit exotischer Würze: Tamari, die dickflüssige Sojasauce, und Miso, eine Paste aus fermentierten Sojabohnen, zählen ebenso wie die Kombualgen zu den salzigen Würzmitteln, die dem Bluttyp A von den Blutgruppen-Forschern besonders ans Herz gelegt werden. Probieren Sie es aus: Die exotischen Gewürzmischungen machen aus Sojaquark (Tofu) oder Schmand, aus Ricotta oder Schafskäse (Feta) einen pikanten Brotaufstrich.

Das gelingt auch mit frischen Kräutern, Zwiebeln und Knoblauch, und/oder mit Ingwer, Piment, Senf und Meerrettich oder mit anderen Zutaten aus dem heimischen Würzregal.

Rezeptideen

Vollmilchprodukte sind nichts für Menschen mit Blutgruppe A. Ihr Immunsystem hat eine Aversion gegen D-Galactose, den Zucker in der Milch

Knoblauchquark: 5 EL Sojaquark mit 1–2 EL Leinöl und 1 zerdrückten Knoblauchzehe mischen. Mit Salz abschmecken.
Roter Hüttenkäse: Rote-Bete-Würfel mit Sojaquark und etwas Sojamilch verrühren, mit Schnittlauchröllchen bestreuen.
Lachstartar: Rohes Lachsfilet, Frühlingszwiebeln und Petersilienblättchen fein hacken und mit Zitronensaft und Schmand mischen.

Getränke: Bohnenkaffee ist okay

Nach dem Aufstehen auf nüchternen Magen ein kleines Glas warmes Wasser mit dem Saft einer halben Zitrone trinken – dazu raten die Blutgruppen-Forscher (übrigens auch dem Bluttyp AB), um die Verdauung ordentlich auf Trab zu bringen. Ansonsten sind Bohnenkaffee mit und ohne Koffein sowie grüner Tee neben purem Wasser (Quellwasser oder Mineralwasser) Getränke der Wahl.
Bei Kräutertees sind Aloe, Alfalfa, Große Klette und Sonnenhut die Renner, wenn es darum geht, dem Immunsystem auf die Sprünge zu helfen. Als reine Frühstückstees oder zum Durstlöschen zwischendurch eignen sich – im häufigen Wechsel – Hagebutte, Holunder, Pfefferminze und Salbei sowie Mischungen aus den empfohlenen und neutralen Kräutertees.
Mixgetränke – die idealen Kombinationen: Ananas und Erdbeeren; Ananas und Joghurteis; Ananas und Pfirsich; Ananas, Pfirsich und Sojamilch; Aprikose und Minze; Aprikose und Sojamilch; Aprikose, Pfirsich, Sojamilch und Joghurt; Erdbeeren, Limetten und Sojamilch; Himbeeren und Pfirsich; Kirschen und Johannisbeeren; Kirschen und Mineralwasser; Kirschen, Pflaumen und Sojamilch; Gurke, Knoblauch und Kefir; Karotten und Brokkoli; Karotten und Gurken; Karotten und Ingwer; Karotten und Sellerie; Sellerie und Petersilie, und und und.

Leicht und lecker: kleine Mahlzeiten für zwischendurch

Römischer Salat mit rosa Grapefruits und gerösteten Erdnüssen
Zubereitungszeit: 30 Minuten

Zutaten
200 g Römischer Salat, 2 rosa Grapefruits, 30 g Erdnüsse, 1 TL Ahornsirup, 1 TL Zitronensaft, Salz, 1 EL Leinöl, 1 EL Olivenöl

➤ Die gewaschenen Blätter des Römischen Salats zerkleinern. Die Grapefruits über einer Schüssel so dick schälen, dass die weiße Haut völlig entfernt ist. Mit einem scharfen Messer das Fruchtfleisch aus den Zwischenhäuten schneiden. Die Fruchtspalten mit dem Salat vermischen und in eine flache Schüssel geben.

➤ Die Erdnüsse in einer trockenen Pfanne rösten. Für die Marinade Ahornsirup, den abgetropften Grapefruitsaft, Zitronensaft und Salz so lange mit einem Schneebesen rühren, bis sich das Salz gelöst hat. Unter weiterem Rühren die Öle dazugießen.

➤ Die Sauce über den Salatzutaten verteilen, locker vermischen und mit den gerösteten Erdnüssen bestreuen.

🍴 Mit Mandelstiften anstelle von Erdnüssen auch für alle anderen Blutgruppen geeignet.

Der ärztliche Rat von Dr. Peter D'Adamo für alle Blutgruppen: täglich ein bis zwei Esslöffel Leinsamenöl oder Olivenöl einnehmen

Löwenzahnsalat mit Knoblauchcroûtons
Zubereitungszeit: 15 Minuten

Zutaten
4 Hand voll junge Löwenzahnblätter, 1 Schalotte, 2 EL Zitronensaft, Salz, 2 EL Olivenöl, 2 EL Rapsöl, 2 Scheiben Soja- oder Dinkelbrot, 2 Knoblauchzehen, 2 EL Butterschmalz

➤ Die Löwenzahnpflanzen am unteren Ende abschneiden und die welken Außenblätter entfernen. Löwenzahnblätter verlesen, unter fließendem Wasser waschen, trockenschleudern und in Viertel schneiden.

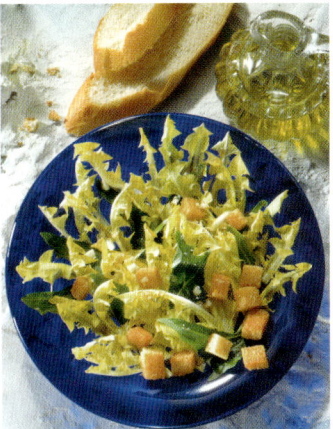

Die ideale Kost für Blutgruppe A

➤ Die geschälte Schalotte in kleine Würfel schneiden und mit dem Löwenzahn in eine Schüssel geben. Für die Salatsauce den Zitronensaft mit Salz verrühren, bis sich das Salz aufgelöst hat. Unter Rühren nach und nach Oliven- und Rapsöl zufügen.

➤ Für die Croûtons das Brot entrinden, mit den durchgepressten Knoblauchzehen einreiben, anschließend in kleine Würfel schneiden und im heißen Butterschmalz goldbraun rösten.

🍴 Auch für alle anderen Blutgruppen geeignet; Bluttyp B sollte aber das Rapsöl durch Olivenöl ersetzen und – wie Bluttyp AB – statt Zitronensaft Apfelessig oder roten Weinessig verwenden.

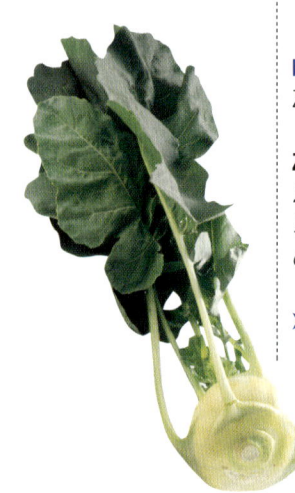

Brunnenkresse mit Kohlrabi-Apfel-Rohkost
Zubereitungszeit: 40 Minuten

Zutaten
2 junge Kohlrabi mit Grün, 2 säuerliche Äpfel, 2 Bund Brunnenkresse, 50 g Erdnüsse mit Schale, Salz, Saft von 2 Zitronen, 5 EL Oliven-, Lein- oder Rapsöl, 1 Schalotte, 150 g Joghurt, ½ TL milder Senf

➤ Kohlrabi putzen, die inneren Blätter fein hacken und für das Dressing beiseite legen. Dann Kohlrabi schälen und in dünne Streifen schneiden. Die Äpfel schälen und grob raspeln. Von der Kresse kleine Blättchen für den Salat zupfen, die größeren für den Kressejoghurt aufheben. Die Nüsse schälen (aber das braune, besonders lektinhaltige Häutchen möglichst daranlassen) und halbieren.

➤ Salz, 2 EL Zitronensaft und Salatöl verrühren, gehackte Schalotte und Kohlrabiblätter hinzufügen und die Salatzutaten mit der Sauce marinieren. Den Joghurt mit den großen Kresseblättchen, dem restlichen Zitronensaft, Senf und einer Prise Salz gut verrühren.

➤ Den Kressejoghurt auf Portionsteller verteilen, den Salat locker darüber geben und in die Mitte noch je einen Klacks Joghurt setzen. Die Erdnüsse darüber streuen.

🍴 Dieses Gericht ist auch für Blutgruppe AB ideal und kann dann sogar mit Erdnussöl zubereitet werden. Bluttyp B sollte kein Rapsöl verwenden und Bluttyp O den Joghurt durch Sojaquark ersetzen. Beide Blutgruppen verwenden statt Erdnüssen gehackte Mandeln.

Leicht und lecker: kleine Mahlzeiten für zwischendurch

Kürbissalat mit Avocados
Zubereitungszeit: 15 Minuten

Zutaten
200 g frisches Kürbisfleisch, 100 g kleine Perlzwiebeln, Salz, 50 g Pinienkerne, 2 vollreife Avocados, 1 Bund Brunnenkresse oder 1 Kästchen Gartenkresse, 50 g magerer Sauerrahm (z. B. Schmand), 50 g Ricotta, 1 TL milder Dijon-Senf, Salz, ½ TL gemahlene Kurkuma (Gelbwurz), 3 EL Zitronensaft, 2 EL Weißwein (oder Reiswein), 10 EL Olivenöl

- Den Kürbis würfeln, die Perlzwiebeln schälen und beides in kochendem Salzwasser etwa 1 Minute blanchieren. In einem Sieb gut abtropfen lassen. Pinienkerne in einer trockenen Pfanne rösten. Das Fruchtfleisch der geschälten Avocados in Spalten schneiden. Von der Kresse die Blätter zupfen.
- Für das Salatdressing Sauerrahm und Ricotta cremig rühren, Senf, Gewürze, Zitronensaft und Weißwein zugeben und unter Rühren das Olivenöl einfließen lassen.
- Die Salatzutaten ohne Avocados in eine Schüssel geben, mit dem Dressing begießen und alles locker miteinander vermischen. Avocados fächerförmig auf Tellern anrichten und den Salat daneben geben.

Grüne-Bohnen-Salat
Zubereitungszeit: 30 Minuten

Zutaten
600 g grüne Bohnen, Salz, 2 EL fein gehackte Zwiebeln, 1 durchgepresste Knoblauchzehe, 1 TL Senf, 4 EL Olivenöl, 3 EL Zitronensaft, 2 EL Kochwasser, Salz, Zucker, 2 EL Dillspitzen

- Die Bohnen waschen, wenn nötig die Seitenfäden entfernen, in etwa 4 cm lange Stücke schneiden. In kochendem Salzwasser etwa 20 Minuten bissfest garen. Herausnehmen und abtropfen lassen.
- Alle Zutaten, außer Bohnen und Dill, zu einer Marinade verrühren und mit den noch warmen Bohnen mischen. Mit Dill bestreuen.

🍴 Auch für alle anderen Blutgruppen geeignet.

Frischer Knoblauch ist ebenso wie getrockneter als Universalgewürz für Bluttyp A wegen seiner immunstärkenden Eigenschaften besonders geeignet

Die ideale Kost für Blutgruppe A

Früchtecocktail mit Geflügel
Zubereitungszeit: 20 Minuten

Zutaten
300 g gekochtes Geflügelfleisch (Hühner- oder Putenbrust), 2 Kiwis, 1 kleine Ananas, 1 rosa Grapefruit, 2 TL Ahornsirup, Saft von 1 Zitrone, 6 EL Joghurt oder magerer Sauerrrahm, 2 EL Weißwein, frische Minze

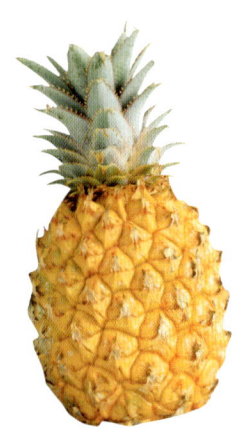

➤ Das Geflügelfleisch in feine Scheiben schneiden. Die Kiwis und die Ananas schälen, in Scheiben bzw. in kleine Stücke schneiden, den austretenden Saft auffangen. Die Grapefruit dick abschälen, sodass die weiße Haut mit entfernt wird, dann in Würfel schneiden, den Saft ebenfalls auffangen. Alle Zutaten in einer Schüssel vermischen.
➤ Für die Marinade den Ahornsirup im Zitronen- und Grapefruitsaft auflösen, den Saft unter Rühren mit dem Joghurt oder Sauerrahm vermischen. Den Ananas- und Kiwisaft sowie den Wein unterrühren und mit streifig geschnittenen Minzeblättchen würzen.
➤ Die Marinade über die Salatzutaten gießen, alles vorsichtig vermischen, mit einem Minzezweig garnieren.

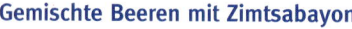 Auch für alle anderen Blutgruppen geeignet. Bluttyp 0 sollte den Joghurt oder Sauerrahm jedoch durch Sojaquark ersetzen, Bluttyp B verwendet ausschließlich Putenfleisch.

Gemischte Beeren mit Zimtsabayon
Zubereitungszeit: 15 Minuten

Zutaten
600 g Beerenmischung: Erdbeeren, Brombeeren, Himbeeren und Johannisbeeren, 100 g Zucker, ¼ l Weißwein, 1 gestrichener TL gemahlener Zimt, 4 Eigelb

➤ Die Beeren waschen, abtropfen lassen und von Blätten und Rispen befreien. Die Erdbeeren je nach Größe halbieren oder vierteln. Beeren in einen Topf geben und mit 2 EL Zucker bestreuen. Wein und Zimt dazugeben und einmal aufwallen lassen. Die Beeren in ein Sieb schütten, den Sud auffangen und etwas auskühlen lassen. Die Beeren in einer Schale kalt stellen.

Leicht und lecker: kleine Mahlzeiten für zwischendurch

➤ Die Eigelbe mit dem restlichen Zucker in einer Metallschüssel mit dem Schneebesen schaumig schlagen. Die Schüssel in ein leicht siedendes Wasserbad stellen und weiter rühren, dabei den Sud langsam dazufließen lassen. Weiterschlagen, bis eine dickliche Sauce entstanden ist (Vorsicht, das Wasserbad darf nicht zu heiß werden, sonst gerinnt das Eigelb!).
➤ Die Beeren auf Dessertschalen verteilen und mit dem Zimtsabayon übergießen. Sofort servieren.
➤ Eine schmackhafte Beilage sind gedünstete Birnen.

🍴 Auch für Blutgruppe B und AB geeignet; allerdings muss Bluttyp B auf Zimt verzichten.

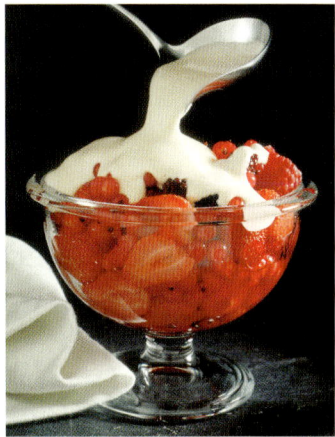

Sauerkirschgrütze mit Mandelsplittern
Zubereitungszeit: 30 Minuten

Zutaten
½ l Kirschsaft, 50 g Vanillezucker, 500 g Sauerkirschen, 2 TL Pfeilwurzstärke (oder empfohlene Mehlsorten), 100 g Mandelsplitter, 250 g fester Sauerrahm (Schmand), ausgeschabtes Mark von 1 Vanilleschote, 1 TL Zitronensaft, 2 EL Ahornsirup,

➤ Kirschsaft und Vanillezucker aufkochen, 200 g entsteinte Kirschen hinzufügen und bei mittlerer Hitze in wenigen Minuten weich kochen.
➤ Alles fein pürieren, durch ein Sieb streichen und zurück in den Topf geben. Nochmals aufkochen, die restlichen entsteinten Kirschen hinzufügen und mit dem kalt angerührten Pfeilwurzmehl andicken. Mandelsplitter untermischen, einige für die Garnitur aufheben. Die Grütze in kleine Portionsschälchen umfüllen und kalt stellen.
➤ Sauerrahm kräftig umrühren und nach und nach Vanillemark, Zitronensaft und Sirup hinzufügen. Die Sahnesauce über die abgekühlte Kirschgrütze geben und mit den restlichen Mandelsplittern bestreuen.

🍴 Auch für Blutgruppe AB ein ideales Zwischengericht. Bluttyp B kann gleichfalls davon kosten; ebenso Bluttyp 0, wenn Sauerrahm durch Sojaquark ersetzt und das Vanillemark gestrichen wird.

Die ideale Kost für Blutgruppe A

Bekömmlich und köstlich: abwechslungsreiche Hauptgerichte

Lachskotelett auf Lauch
Zubereitungszeit: 45 Minuten

Zutaten
4 Lachskoteletts (à 250 g), 6 mittelgroße Stangen Lauch/Porree, Salz, ¼ l Fischbrühe (aus dem Glas), 3 EL trockener Weißwein, Zucker, 3 EL Olivenöl, 5 EL fester Sauerrahm (Schmand)

➤ Die Lachskoteletts waschen und trockentupfen. Den Lauch putzen, gründlich waschen und in fingerdicke Scheiben schneiden. Den Backofen auf 200 °C vorheizen.
➤ Den Lauch in eine feuerfeste Form geben und salzen. Mit der Hälfte der Fischbrühe übergießen, mit einem Deckel oder mit Alufolie verschließen. Auf der mittleren Schiene des Backofens 10 Minuten vordünsten. Die restliche Fischbrühe mit Wein sowie etwas Zucker in einem kleinen Topf erhitzen.
➤ Die Lachskoteletts im heißen Öl auf beiden Seiten anbraten. Auf den Lauch legen, die Form wieder verschließen und weitere 5 Minuten im Backofen dünsten. Den Sauerrahm unter die heiße Fischsauce rühren und etwas Flüssigkeit vom Lauch zugeben, bis die Sauce eine cremige Konsistenz hat. Den Fisch auf dem Gemüse anrichten und mit der Sauce übergießen.
➤ Beilage: Frisch geröstetes Knoblauchbrot (empfohlene Sorten).

🍴 Auch für alle anderen Blutgruppen geeignet; Bluttyp 0 sollte aber den Sauerrahm durch Sojaquark ersetzen.

Gebratene Forellenfilets mit Mandeln
Zubereitungszeit: 30 Minuten

Zutaten
4 küchenfertige Regenbogen- oder Lachsforellen (à 250 g), Salz, Mehl zum Wenden (empfohlene Sorten), 8 EL Olivenöl, 40 g Mandelblättchen

Bekömmlich und köstlich: abwechslungsreiche Hauptgerichte

➤ Die Forellen waschen und filetieren (macht auf Wunsch der Fischhändler). Die Filets trockentupfen, salzen und in Mehl wenden. In einer Pfanne in 5 EL heißem Olivenöl bei mittlerer Hitze in etwa 10 Minuten von beiden Seiten goldbraun braten.
➤ Im restlichen Öl die Mandelblättchen hellbraun rösten, auf den Forellenfilets verteilen und sofort servieren.
➤ Beilage: Kopfsalat mit frischen Kräutern.

🍴 Auch für alle anderen Blutgruppen geeignet; Bluttyp 0 und B können den Fisch und die Mandelblättchen auch in Butterschmalz backen.

Karpfen im Sud
Zubereitungszeit: 50 Minuten

Zutaten
1 küchenfertiger Karpfen, 3 Karotten, ¼ Sellerieknolle, 1 kleine Stange Lauch/Porree, 1 Zwiebel, mit 1 Nelke gespickt, ½ Lorbeerblatt, einige Stängel Petersilie, Salz, ¼ l trockener Weißwein, ⅛ l Wasser, 1 EL gehackte Schalotten, 3 EL Butterschmalz, frischer Kerbel

➤ Den Karpfen beim Fischhändler filetieren lassen, Kopf und Gräten mitnehmen, Kiemen entfernen. Für den Sud den Kopf und die Gräten waschen, die Karotten und den Sellerie schälen. 1 Karotte, ein Stück Sellerie und den geputzten Lauch klein schneiden. Zusammen mit der Zwiebel, den Fischabfällen und den Gewürzen in einen weiten Topf geben und mit ⅛ l Wein und dem Wasser übergießen. Im offenen Topf 20 Minuten kochen lassen. Den Sud durch ein Sieb streichen.
➤ Die restlichen Karotten und den Sellerie in feine Streifen schneiden, mit den Schalotten in den Sud geben und 5 Minuten kochen.
➤ Den restlichen Wein sowie 1 EL Butterschmalz hinzufügen und die Karpfenfilets in den Sud legen. Bei schwacher Hitze 5 Minuten ziehen lassen. Fisch herausnehmen und auf eine heiße Platte legen.
➤ Den Fischsud auf die Hälfte einkochen lassen, vom Herd nehmen und das restliche Butterschmalz unterrühren. Die Kerbelblätter an die Sauce geben und die Sauce zum Fisch servieren.
➤ Beilage: Gedünsteter Brokkoli.

🍴 Bluttyp 0 und B können den Fisch auch in Butterschmalz backen.

Fisch: neben Soja für Bluttyp A die beste Eiweißalternative zu Fleisch

Die ideale Kost für Blutgruppe A

Rotbarsch in Zitronensauce
Zubereitungszeit: 25 Minuten

Zutaten

800 g Rotbarsch-/Goldbarschfilet, 4 kleine Zitronen, Salz, frisch geriebene Muskatnuss, 5 EL Butterschmalz, 2 Schalotten, fein gehackt, 5 EL Sauerrahm, Zucker, 5 EL Mehl (empfohlene Sorten), 1 Hand voll Kerbel

Fisch und Meeresfrüchte können bis zu viermal wöchentlich, Huhn, Hähnchen und Truthahn bis zu dreimal in der Woche auf den Tisch kommen

➤ Fischfilet waschen, trockentupfen, in 4 Portionen teilen und auf eine Platte legen. Die Zitronen auspressen. Den Saft einer Fruchthälfte über den Fisch träufeln, die Filets salzen und mit Muskat würzen.
➤ Für die Sauce 1 EL Butterschmalz in einer kleinen Pfanne erhitzen und die Schalotten darin weich dünsten. Mit dem Zitronensaft aufgießen und den Sauerrahm unterrühren. Aufkochen und 10 Minuten bei milder Hitze köcheln lassen. Mit Salz, Muskat und Zucker abschmecken.
➤ Das restliche Butterschmalz in einer großen Pfanne erhitzen. Das Mehl auf einen Teller schütten. Die Fischfilets nacheinander darin wenden und das überschüssige Mehl abschütteln. Fisch im heißen Butterschmalz beidseitig 6–8 Minuten goldbraun ausbacken.
➤ Den Kerbel abbrausen, von den Stielen befreien und kurz vor dem Servieren in die Zitronensauce streuen. Die Fischfilets auf vorgewärmte Teller legen und die Sauce daneben verteilen.
➤ Beilage: Zuckerschoten.

Tipp: Anstelle von Zitronen können Sie auch rosa Grapefruits oder Limonen verwenden.

🍽 Auch für alle anderen Blutgruppen geeignet; Bluttyp 0 sollte aber auf Muskatnuss als Gewürz verzichten und den Sauerrahm durch Sojaquark ersetzen.

Weinbergschnecken-Omelett
Zubereitungszeit: 20–30 Minuten

Zutaten

24 Weinbergschnecken (aus der Dose), 4 Knoblauchzehen, 2 Schalotten, 8 Eier, 2 EL Wasser, Salz, Olivenöl

Bekömmlich und köstlich: abwechslungsreiche Hauptgerichte

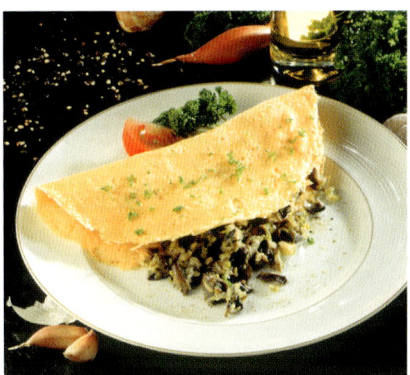

- Die Schnecken mit einem scharfen Messer grob hacken. Knoblauch und Schalotten schälen und in kleine Würfel schneiden.
- Eier, Wasser und Salz mit einer Gabel gründlich verquirlen. Jeweils Öl in einer kleinen Pfanne erhitzen und ein Viertel des Knoblauchs, der Schalotten und der Schnecken darin anschwitzen. Gleichmäßig Eimasse darüber gießen und bei mittlerer Hitze stocken lassen.
- Die Omeletts zusammenklappen und auf vorgewärmte Teller gleiten lassen.
- Beilage: Knuspriges Brot (empfohlene Sorten).

Tipp: Sie können die Omeletts und die Schneckenfüllung auch getrennt zubereiten und die Omeletts anschließend füllen.

Auch für Blutgruppe 0 und AB geeignet.

Hühnerbrüstchen in Kräutersenfsauce
Zubereitungszeit: 40 Minuten

Zutaten
600 g grüne Bohnen, Salz, 3 EL Olivenöl, 4 Hühnerbrüstchen (à 100 g), ⅛ l trockener Weißwein, 3 EL Kräutersenf, 200 g fester Sauerrahm (Schmand), Zitronensaft

- Die gewaschenen und abgefädelten Bohnen in wenig Salzwasser etwa 30 Minuten dünsten.
- Das Olivenöl in einer großen Pfanne erhitzen und darin die Hühnerbrüstchen auf jeder Seite 2 Minuten braten. Fleisch salzen, aus der Pfanne nehmen und zugedeckt beiseite stellen. Das Bratfett abschütten und den Bratensatz mit dem Wein loskochen.
- Senf und Sauerrahm zugeben, die Sauce unter Rühren erhitzen, aber nicht kochen. Mit Salz und Zitronensaft abschmecken. Die Hühnerbrüstchen in die Sauce geben und kurz erwärmen. Mit den Bohnen auf vorgewärmten Tellern anrichten.

Mit Sojaquark statt Sauerrahm auch für Blutgruppe 0 geeignet.

Bevorzugen Sie mageres Hühnerfleisch aus artgerechter Tierhaltung – und genießen Sie es in überschaubaren Portionen

Die ideale Kost für Blutgruppe A

Spinat mit Schafskäse und Pinienkernen
Zubereitungszeit: 30 Minuten

Zutaten
600 g Blattspinat (frisch oder tiefgekühlt), 1 kleine Zwiebel, fein gehackt, 3 EL Olivenöl, 3 Knoblauchzehen, 4 EL Pinienkerne, Salz, 1 TL Oregano, 300 g Schafskäse (Feta)

➤ Frischen Spinat waschen, die Stiele abknipsen. Zwiebeln im heißen Olivenöl glasig dünsten. Geschälte Knoblauchzehen durch die Presse dazudrücken. Den Spinat zufügen und 10 Minuten dünsten. Die Pinienkerne einstreuen, mit Salz und Oregano würzen.
➤ Den Schafskäse, je nach Festigkeit, in kleine Würfel schneiden oder zwischen den Fingern zerbröckeln. Auf den Spinat streuen und bei ganz geringer Hitze 5 Minuten mitgaren.
➤ Beilage: Gebratene Truthahnschnitzel.

Tipp: Statt Spinat können Sie auch Mangold verwenden.

 Auch für alle anderen Blutgruppen geeignet; Bluttyp B sollte aber die Pinienkerne durch Mandelstifte ersetzen.

Geschmorter Spargel mit Kerbelsauce
Zubereitungszeit: 30 Minuten

Zutaten
1 kg weißer Spargel, 3 EL Butterschmalz, Salz, Saft von 1 Zitrone, 2 TL Ahornsirup, 100 g Kerbel, 2 Eigelb, 300 g Joghurt oder Sauerrahm

➤ Den Spargel von der Spitze aus schälen und an den Enden abschneiden. Die Spargelstangen schräg in etwa 4 cm lange Stücke schneiden. Die Spargelköpfe beiseite legen.
➤ Das Butterschmalz in einer großen Pfanne erhitzen. Den Spargel ohne die Köpfe darin 20 Minuten zugedeckt bei mittlerer Hitze dünsten. Nach 5 Minuten salzen, mit Zitronensaft und Ahornsirup beträufeln.
➤ In der Zwischenzeit vom gewaschenen Kerbel die Stiele abknipsen. Einige Zweige zum Garnieren beiseite legen, restlichen Kerbel mit

Bekömmlich und köstlich: abwechslungsreiche Hauptgerichte

den Eigelben und dem Joghurt oder Sauerrahm im Mixer zu einer gleichmäßigen Sauce verarbeiten und mit Salz abschmecken.
➤ Die Spargelköpfe 5 Minuten vor Ende der Garzeit in die Pfanne geben. Spargel auf vorgewärmte Teller verteilen und jeweils einen Klacks Sauce in die Mitte geben. Mit Kerbelblättchen garnieren.
➤ Beilage: Gedünsteter Lachs.

🍴 Auch für alle anderen Blutgruppen geeignet; Bluttyp 0 sollte aber den Joghurt oder Sauerrahm durch Sojaquark ersetzen.

Rote Linsen mit Fenchel
Zubereitungszeit: 45 Minuten

Zutaten
250 g rote Linsen, Salz, 2 Fenchelknollen, in Streifen geschnitten, 1 Bund Schnittlauch, grob gehackt, 3 Knoblauchzehen, fein gehackt, 2 EL Olivenöl, 1–2 EL Curry, Piment

➤ Die verlesenen und gewaschenen Linsen in kaltem Salzwasser aufsetzen und zugedeckt 10 Minuten kochen.
➤ In der Zwischenzeit Fenchel, Schnittlauch und Knoblauch im heißen Öl unter Rühren etwa 2 Minuten braten. Curry untermischen und kurz anschwitzen lassen. Die gekochten Linsen mit der Flüssigkeit dazugeben, umrühren und leicht erhitzen. Mit Salz und Piment abschmecken.
➤ Beilage: Baguette (aus empfohlenen Mehlsorten) und Schafs- oder Ziegenkäse.

🍴 Auch für Blutgruppe AB geeignet.

> Piment ist ein hervorragender Ersatz für Pfeffer, der sich mit Blutgruppe A und AB überhaupt nicht verträgt

Die ideale Kost für Blutgruppe A

Bunter Buchweizen-Risotto
Zubereitungszeit: 45 Minuten

Zutaten
2 kleine Stangen Lauch/Porree, 200 g Shiitakepilze, 400 g Blumenkohl, 2 EL Butterschmalz, 1 Zwiebel, gehackt, 2 Knoblauchzehen, gehackt, 160 g Buchweizenkörner, 200 g tiefgekühlte Erbsen, 1 Msp. gemahlener Safran, Piment, Salz, ½ l Gemüsebrühe (aus Extrakt), 2 EL gehackte Kräuter (z. B. Petersilie, Schnittlauch, Kerbel, Basilikum), 2 EL geriebener Hartkäse (Schafskäse)

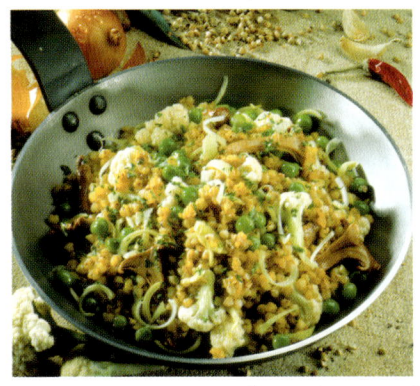

➤ Vom Lauch das grüne Ende so weit kürzen, dass nur noch ein kleiner Ansatz erhalten bleibt. Die Stangen halbieren und waschen, dann in feine Scheiben schneiden. Die Pilze putzen und ebenfalls in Scheiben schneiden. Den Blumenkohl waschen und in winzige Röschen teilen.

➤ Das Butterschmalz in einer großen Pfanne erhitzen und Zwiebeln und Knoblauch darin glasig braten. Lauch, Pilze und Blumenkohl hinzufügen und unter Rühren anbraten. Buchweizenkörner und Erbsen darüber streuen, mit Safran, Piment und Salz würzen und mit der Gemüsebrühe aufgießen.

➤ Einmal aufkochen lassen, dann zugedeckt bei schwacher Hitze in etwa 20 Minuten ausquellen lassen. Zuletzt Kräuter und Schafskäse untermischen.

Auch das könnte Ihnen schmecken

AUCH DAS KÖNNTE IHNEN SCHMECKEN Rezepte	Blutgruppe
Frische Feigen mit Weinschaum (Seite 49)	0
Hirsequark mit blauen und roten Beeren (Seite 50)	0
Renke Fischer-Art (Seite 58)	0
Spinatgratin mit Karotten (Seite 60)	0
Pilzsalat mit Kräutern (Seite 83)	B
Zucchini-Karotten-Rohkost mit Orangen-Vinaigrette (Seite 84)	B
Marinierter Mozzarella auf Radicchio (Seite 85)	B
Ananasküchlein mit Joghurteis (Seite 87)	B
Blumenkohl auf indische Art (Seite 88)	B
Kabeljaukoteletts mit Petersiliensauce (Seite 93)	B
Apfelsalat mit Sprossen (Seite 100)	AB
Radicchio-Rucola-Salat (Seite 101)	AB
Amerikanisches Club-Sandwich (Seite 101)	AB
Gratinierter Brokkoli (Seite 102)	AB
Rote-Bete-Salat mit Walnüssen (Seite 104)	AB
Blumenkohl mit Mandelblättchen (Seite 104)	AB
Thunfischsteaks mit geschmorten Äpfeln (Seite 106)	AB
Reistopf süß-sauer (Seite 108)	AB
Gemüsetopf mit Fisch (Seite 109)	AB
Haferflockenpfannkuchen mit Grünkohl (Seite 110)	AB

Kapitel 5

Die ideale Kost für Blutgruppe B

Das anpassungsfähige Verdauungssystem der Menschen vom Bluttyp B kann einiges verkraften. Am besten jedoch eine ausgewogene Mischkost aus Fleisch, Getreide, Obst und Gemüse. Dazu gehören auch Milchprodukte, die – in Maßen konsumiert – dem Stoffwechsel der einstigen Nomaden durchaus dienlich sind.

Die Highlights: Hirsch und Reh, Kaninchen, Hammel und Lamm; Tiefseefische wie Kabeljau, Heilbutt, Flunder und Seezunge. Außerdem: Milchprodukte; Olivenöl; Kidney-, Lima- und Perlbohnen; Dinkel-, Reis- und Hafererzeugnisse; grünes Blattgemüse; Ananas, Pflaumen und Weintrauben; wärmende Gewürze wie Curry, Cayennepfeffer, Meerrettich und Ingwer, Letzterer kommt auch als Tee infrage.

Ganz vom Speiseplan streichen: Huhn und Hähnchen in allen Variationen; Schalentiere wie Hummer, Garnelen, Krabben, Muscheln und Weinbergschnecken. Außerdem Hartkäse; Erdnüsse, Sesamsamen und Sonnenblumenkerne; Buchweizen, Mais, Roggen, Weizen und alles, was aus diesen Getreiden hergestellt wird; Tomaten und Oliven; Kakis, Granatäpfel und Kaktusfeigen; bei Würzmitteln schwarzer und weißer Pfeffer, Gerstenmalz, Maissirup und -stärke, Zimt sowie Tomatenketchup.

In kleinen Mengen akzeptabel: Truthahn; Lachs (möglichst ohne Rogen). Außerdem: Leinöl, Ghee (geklärte Butter) oder Butterschmalz; Sojaprodukte wie Tofu; Teigwaren und Reis; Kartoffeln, Yamswurzel und Weißkohl. In Miniportionen sind auch Melasse und Honig, weißer und brauner Zucker sowie Schokolade erlaubt.

> Mais ist für Bluttyp B ein Dickmacher – und kommt daher ebenfalls auf die »schwarze Liste«

Frühstück und Co.

Müsli: am besten mit Reis, Hafer oder Dinkel

Reis – in Form von Flocken, als Puffreis, geröstet oder gekocht – ist für Bluttyp B eine optimale Müslizutat. Mit Hafer und Dinkel in allen Variationen sind Sie ebenso auf der sicheren Seite. Roggen und Buchweizen

Frühstück und Co.

sind dagegen wahre Dickmacher. Selbst die federleichten Cornflakes schlagen über kurz oder lang gewichtsmäßig zu Buche. Denn Mais, aus dem die knusprigen Frühstücksflocken hergestellt werden, gehört wie Weizen zu den Getreidearten, die bei Blutgruppe B den Stoffwechsel und damit die Fettverbrennung gehörig verlangsamen.

Da andererseits Milchprodukte durchaus willkommen sind, ist es dennoch leicht, sich ein schmackhaftes Müsli zuzubereiten. Zumal sich die idealen Zutaten wie Joghurt, Hüttenkäse und Ricotta als besonders bekömmlich für Menschen mit Blutgruppe B herausgestellt haben.

Früchte und Beeren – mindestens einmal täglich: Beim Obst können Sie richtig zulangen. Vor allem von Ananas, Bananen, Papayas, Pflaumen, Preiselbeeren, Weintrauben oder Zwetschgen sollte täglich wenigstens eine Obstart in die nähere Auswahl kommen. Ansonsten ist von den heimischen Früchten lediglich der Rhabarber nicht empfehlenswert. Und Exoten wie Granatäpfel, Karambolen, Kakis oder Kaktusfeigen, um die Bluttyp B einen großen Bogen machen sollte, sind ohnehin nicht überall im Handel.

Obst- und Gemüsesalate – regelmäßig, aber mäßig: Hier haben Sie es vergleichsweise leicht, sich eine bunte Mischung zusammenzustellen; selbst Kartoffeln, Bataten sowie sämtliche Kohlsorten und auch Pilze dürfen in die Salatschüssel. Und von den Salatvariationen können Sie praktisch zu allen Tageszeiten essen – drei- bis fünfmal täglich, allerdings nur in kleinen Portionen. Auf eine im Allgemeinen häufig verwendete Salatzutat muss jedoch verzichtet werden: auf die Tomaten. Diese enthalten nämlich Lektine, die der Magenschleimhaut beim Bluttyp B arg zusetzen.

Rezeptideen

Reismüsli mit Dörrobst: Milch mit etwas geriebener (unbehandelter) Zitronenschale aufkochen, Basmatireis zugeben und ausquellen lassen. Eingeweichte Dörrpflaumen und Aprikosen klein schneiden und unterheben.

Exotisches Hafermüsli: Ananas, Bananen und Melonen in mundgerechte Stücke schneiden, dabei den Saft auffangen und mit Zitronensaft und Ahornsirup oder Honig mischen. Haferflocken unter die Obststücke rühren, Saft mit etwas Ricotta oder Schmand verrühren und darüber gießen.

Ganze Haferkörner müssen stets gekocht werden. Durch Einweichen allein schmecken die Körner bitter

Die ideale Kost für Blutgruppe B

Die schädliche Wirkung der Lektine, d. h. die Unverträglichkeit eines Nahrungsmittels, können Ärzte und Heilpraktiker mit einem Urintest nachweisen

Die Brotauswahl: Pumpernickel ist raus
Besonders bekömmlich für Bluttyp B ist Hirsebrot, Vollreisbrot aus Naturreis oder das so genannte Essener Brot aus gekeimtem Weizen. Wer diese Sorten bei seinem Bäcker nicht bekommt, hat vielleicht mehr Glück mit dem herzhaften Dinkelbrot. Auch Grahambrot, Sojabrot oder glutenfreies Brot sind akzeptable Alternativen.
Nur Pumpernickel, anfangs von den Blutgruppenforschern noch als neutral eingestuft, sollte Bluttyp B nun nicht mehr verzehren.

Herzhafte Brotaufstriche mit und ohne Käse: Da Menschen mit Blutgruppe B normalerweise keine Probleme mit Milchprodukten haben, ist die Frage des Brotbelags schnell gelöst. Abgesehen von Blauschimmel- und Schmelzkäse kommen praktisch alle auf Seite 26 f. aufgeführten Käsesorten in Betracht. Sojaprodukte, die von den anderen Blutgruppen favorisiert werden sollten, kann Bluttyp B ohne weiteres vernachlässigen. Soja bringt den Abspeckwilligen zumindest nicht den gewünschten Erfolg. Da auch die Auswahl an Fleisch und Fisch sowie an Gewürzen ganz ordentlich ist, lässt sich das Frühstücks- oder »Pausenbrot« recht abwechslungsreich belegen.

Rezeptideen
Paprikakäse: Hüttenkäse mit klein geschnittenen, in etwas Butter gedünsteten roten und gelben Paprikaschoten verrühren. Mit Salz und Paprikapulver abschmecken und abkühlen lassen.
Obatzter: Zerdrückten Camembert mit gehackter Zwiebel und fein geschnittener Petersilie, etwas Kümmel und weicher Butter zu einer cremigen Masse verrühren, mit Rosenpaprika abschmecken.

Die besten Getränke: grüner Tee und Säfte

Es ist ratsam, häufig die Teesorte zu wechseln, damit es nicht zu unerwünschten Langzeitwirkungen kommt

Grüner Tee (auch mit Zitrone), Obst- und Gemüsesäfte und natürlich Mineralwasser sind ideale Getränke für Menschen mit Blutgruppe B. Bohnenkaffee und schwarzen Tee müssen Sie zwar nicht völlig verbannen, doch diese Getränke bringen in Sachen Gewichtsabnahme keine zusätzlichen Pluspunkte. Für die Blutgruppen-Experten steht der Süßholztee bei den Kräutertees zwar ganz oben auf der Hitliste, doch sollte er wegen seiner starken medizinischen Wirkung kein reines Pausengetränk sein. Besser ist ein Aufguss von Hagebutten, Pfefferminze oder Holunderblüten, zumal diese Tees heiß und kalt getrunken gut bekömmlich sind. Dennoch sollte Ihnen keiner der als vorteilhaft oder neutral aufgelisteten Kräutertees als Dauergetränk dienen.

Leicht und lecker: kleine Mahlzeiten für zwischendurch

Mixgetränke – die idealen Kombinationen: Apfelsaft und Mineralwasser; Aprikose und Orange; Aprikose und Preiselbeeren; Banane und Ananas; Banane und Buttermilch; Banane und Papaya; Kirschen und Joghurteis; Kirschen und Kefir; Papaya und Kefir; Weintrauben und Mineralwasser; Gurke, Buttermilch und Knoblauch; Karotten und Ingwer; Karotten und Sellerie.

Rezeptideen
Cooler Kefir: Kefir mit ein paar tiefgekühlten Preiselbeeren im Mixer schaumig rühren, etwas Joghurteis zugeben, mit Honig abschmecken und mit einem Blatt frischer Minze garnieren.
Saurer Muntermacher: Haferflocken mit Sauermilch, etwas Vanillehonig und dem Fruchtfleisch von Ananas, Banane und Papaya kräftig verquirlen. Mit Pfefferminzblättern garnieren.

Leicht und lecker: kleine Mahlzeiten für zwischendurch

Pilzsalat mit Kräutern
Zubereitungszeit: 25 Minuten

Zutaten
1 mittelgroße Karotte, Saft von 2 Zitronen, 300 g Shiitake-Pilze, 1 TL Meerrettich (aus dem Glas), Salz, Pfeffer aus der Mühle, Cayennepfeffer, 5 EL Leinöl, 1 Bund Petersilie, Dill und Schnittlauch, fein gehackt

➤ Die geschälte Karotte grob raspeln und sofort mit etwas Zitronensaft beträufeln, damit die leuchtende Farbe erhalten bleibt. Von den gesäuberten Pilzen die Enden abschneiden, die Pilze feinblättrig schneiden (mit dem Eierschneider geht das ganz schnell und gleichmäßig). Die Pilzscheiben ebenfalls mit Zitronensaft beträufeln.
➤ Restlichen Zitronensaft und Meerrettich verrühren, salzen und pfeffern, zusätzlich mit einer Prise Cayennepfeffer abschmecken: Das Leinöl unterrühren und die Kräuter zufügen. Pilze und Karottenraspel vorsichtig in der Sauce wenden. Auf Tellern anrichten.

🍴 Mit Piment anstelle von Pfeffer auch für die Blutgruppen A und AB geeignet.

Shiitakepilzen sagt man immunstärkende und cholesterinsenkende Wirkungen nach

Die ideale Kost für Blutgruppe B

Zucchini-Karotten-Rohkost mit Orangen-Vinaigrette
Zubereitungszeit: 20 Minuten

Zutaten
3 kleine Zucchini, 3 junge Karotten, 1 unbehandelte Orange, Salz, 1 TL Dijonsenf, 1 TL Honig, 3 EL Orangensaft, 1 EL Zitronensaft, 2 EL kaltgepresstes Olivenöl, Pfeffer aus der Mühle, unbehandelte Orangenschale, 5–6 Basilikumblätter

➤ Die gewaschenen Zucchini an beiden Enden abschneiden. Die Karotten schaben. Zucchini und Karotten zuerst der Länge nach in dünne Scheiben, dann quer in schmale Streifen schneiden. Die Orange schälen, das Fruchtfleisch aus den Zwischenhäuten lösen, in kleine Stücke teilen und zum Gemüse geben.
➤ Für die Vinaigrette Salz, Senf und Honig verrühren und nach und nach Orangen- und Zitronensaft sowie das Öl hinzufügen. Pfeffern und so lange rühren, bis die Sauce eine cremige Konsistenz hat.
➤ Die Orangenvinaigrette über die Salatzutaten gießen, gründlich vermischen und den Salat mit geraspelter Orangenschale und in Streifen geschnittenen Basilikumblättchen bestreuen.

🍽 Auch für alle anderen Blutgruppen geeignet, wenn die Orangen durch rosa Grapefruits ersetzt werden. Bluttyp A und AB sollten keinen Pfeffer verwenden.

Chinakohlsalat mit Bambussprossen
Zubereitungszeit: 30 Minuten

Zutaten
1 Kopf Chinakohl (ca. 500 g), 1 vollreife Mango, 50 g gehackte Walnüsse, 150 g Bambussprossen (aus dem Glas), 50 g frischer Ingwer, 1 Knoblauchzehe, Salz, Pfeffer aus der Mühle, 2 EL Sojasauce, 2 EL Weinessig, Saft von 2 Orangen, 6 EL Oliven- oder Leinöl

➤ Den geputzten Chinakohl und die geschälte Mango in dünne Scheiben schneiden. Die Walnüsse in einer trockenen Pfanne rösten. Die Sprossen abtropfen lassen, den Ingwer schälen und reiben.
➤ Für das Dressing Knoblauch fein hacken und mit Salz, Pfeffer und

Leicht und lecker: kleine Mahlzeiten für zwischendurch

Sojasauce, Essig und Orangensaft verrühren. Unter weiterem Rühren mit einem Schneebesen das Öl hinzugießen.
➤ Die Salatzutaten mit der Marinade begießen und alles gründlich vermischen.
➤ Beilage: Essener Brot.

Tipp: Der Salat schmeckt besonders aromatisch, wenn man ihn etwas ziehen lässt.

Marinierter Mozzarella auf Radicchio
Zubereitungszeit: 20 Minuten

Zutaten
2 Kugeln Mozzarella (à 150 g), 1 EL Pfeffer aus der Mühle, 2 Knoblauchzehen, 4 EL Weißweinessig, 6 EL Olivenöl extra vergine, 1 TL frische Thymianblättchen, 1 TL frische Oreganoblättchen, ½ Salatgurke, 1 kleiner Kopf Radicchio

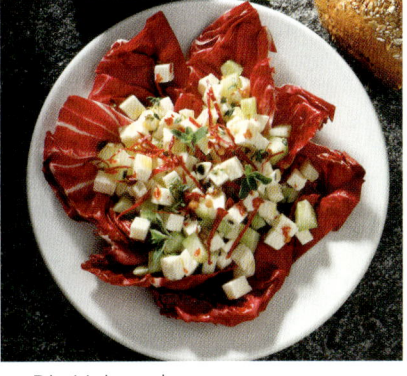

➤ Die Mozzarellakugeln in Würfel von ½ cm Kantenlänge schneiden und in eine Schüssel geben. Für die Marinade Pfeffer, durchgepressten Knoblauch, Weißweinessig, Olivenöl, Thymian- und Oreganoblättchen mischen. Die Sauce über den Mozzarella gießen, 10 Minuten ziehen lassen, dabei mehrmals vorsichtig wenden.
➤ Die Gurke schälen und mit einem Esslöffel entkernen. Das Fruchtfleisch ebenso groß wie die Käsewürfel schneiden und dann unter den Mozzarella mischen.
➤ Den Radicchio putzen, waschen, trockentupfen und die äußeren, großen Blätter als Bett auf die Teller legen. Die kleinen Blätter in feine Streifen schneiden, mit den Mozzarella-Gurken-Würfeln mischen, nochmals abschmecken und auf dem Radicchio verteilen.

🍽 Auch für alle anderen Blutgruppen geeignet, wenn Essig durch Zitronensaft ersetzt wird; Bluttyp A und AB verzichten außerdem auf den Pfeffer.

Die ideale Kost für Blutgruppe B

Französische Gemüsecremesuppe
Zubereitungszeit: 50 Minuten

Zutaten

3 Karotten, 3 Kartoffeln, 1 junger Kohlrabi, 2 Stangen Lauch/Porree, 2 EL Butterschmalz, 1 Stängel Selleriekraut, 1 ½ l Fleischbrühe (aus Extrakt), 150 g junge Erbsen (frisch ausgepalt oder tiefgekühlt), 3 EL Butter, gehackter Kerbel zum Bestreuen

Besser Tiefkühlkost als gar kein Gemüse essen

➤ Karotten, Kartoffeln und Kohlrabi schälen, den Lauch putzen, das Gemüse in große Würfel oder Streifen schneiden. 2 EL Butterschmalz in einem Topf zerlassen und das Gemüse darin anschmoren. Selleriekraut und Fleischbrühe hinzufügen und 30 Minuten kochen lassen. Die Erbsen dazugeben und noch 10 Minuten weiterkochen.

➤ Die Suppe mit dem Stabmixer pürieren oder durch ein Sieb streichen. Vor dem Auftragen die Butter in kleinen Flöckchen unterrühren und die Suppe mit Kerbel bestreuen.

🍴 Mit kleinen Abwandlungen auch für Blutgruppe AB geeignet: Fleischbrühe sollte durch eine kräftige Gemüsebrühe und Butter durch Butterschmalz oder Olivenöl ersetzt werden.

Ausgebackene Auberginenscheiben
Zubereitungszeit: 40 Minuten

Zutaten

4 junge Auberginen (ca. 700 g), Salz, 100 g Mehl (Hafermehl, Reismehl, Dinkelmehl, Weizenauszugsmehl), ¼ l Weißwein, 2 EL Olivenöl, 1 Eiweiß, Olivenöl zum Ausbacken, Saft von 1 Zitrone

➤ Die Auberginen in Scheiben schneiden, auf einen Teller legen, leicht salzen und zugedeckt 30 Minuten ziehen lassen. Inzwischen Mehl und Salz in eine Schüssel geben, den Wein und das Olivenöl hinzufügen und alles mit einem Schneebesen glatt rühren. Das Eiweiß steif schlagen und unter den Teig ziehen.

➤ In einer hochwandigen Pfanne reichlich Olivenöl erhitzen. Das Wasser von den Auberginenscheiben abgießen und das Gemüse mit

Leicht und lecker: kleine Mahlzeiten für zwischendurch

Küchenpapier trockentupfen. Die Auberginenscheiben in den Teig tauchen und von beiden Seiten im Öl goldbraun ausbacken. Mit einem Schaumlöffel herausheben und auf Küchenpapier abtropfen lassen. Mit Zitronensaft beträufeln und sofort servieren.

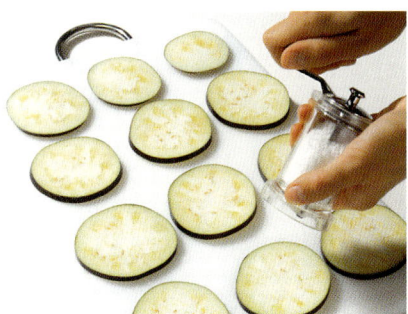

🍽 Auch für Blutgruppe AB geeignet.

Tropensalat mit Ananas
Zubereitungszeit: 20 Minuten

Zutaten
2 Orangen, 1 Grapefruit, 1 vollreife Mango, ½ mittelgroße Ananas, Saft von 1 Limone, 2 EL Ananas- oder Grapefruitsaft, Honig nach Geschmack

➤ Orangen und Grapefruit schälen, das Fruchtfleisch mit einem scharfen Messer aus den Trennhäuten herausfiletieren. Von der geschälten Mango das Fruchtfleisch in länglichen Spalten vom Stein lösen. Die geschälte Ananas in Stücke schneiden.

➤ Alle Früchte in einer Glasschüssel vermischen, mit Limonensaft und Ananas- oder Grapefruitsaft begießen und mit Honig süßen. Vor dem Servieren etwas durchziehen lassen.

🍽 Auch für Blutgruppe O geeignet, wenn die Orangen durch rosa Grapefruits ersetzt werden.

Ananasküchlein mit Joghurteis
Zubereitungszeit: 30 Minuten

Zutaten
100 g Mehl (Dinkelmehl, Weizenmehl), Salz, ⅛ l Milch, 1 Ei, getrennt, 100 g Butterschmalz, 8 Scheiben Ananas (frisch oder aus der Dose), 1 Becher Joghurteis (ca. ½ l)

➤ Aus Mehl, Salz, Milch und Eigelb einen glatten Teig rühren. Das Eiweiß sehr steif schlagen und unter den Teig heben. Das Butterschmalz in einer Pfanne mit hohem Rand erhitzen.

Die ideale Kost für Blutgruppe B

➤ Die gut abgetropften Ananasscheiben nacheinander durch den Ausbackteig ziehen und im heißen Butterschmalz beidseitig goldbraun ausbacken. Die Ananasküchlein mit jeweils einer Kugel Joghurteis auf Tellern anrichten.

Auch für Blutgruppe A geeignet; als Mehl für den Teig sollte aber Roggen- oder Sojamehl bevorzugt werden.

Bekömmlich und köstlich: abwechslungsreiche Hauptgerichte

Blumenkohl auf indische Art
Zubereitungszeit: 30 Minuten

Zutaten
1 großer oder 2 kleine Blumenkohl, 1 Stückchen frischer Ingwer oder 1 TL Ingwerpulver, 6 EL Oliven- oder Leinöl, einige Senfkörner, 2 kleine Zwiebeln, gehackt, 4 Knoblauchzehen, gehackt, 1 kleine Chilischote (Pfefferschote), 1 EL Curry, je 1 Msp. gemahlener Kümmel und Kurkuma (Gelbwurz), Salz, Saft von 1 Zitrone, 2 EL gehackte Petersilie

➤ Den Blumenkohl in Röschen zerteilen, waschen und abtropfen lassen. Ingwer schälen und in feine Würfel schneiden.
➤ Das Öl in einem Schmortopf erhitzen und die Senfkörner darin kurz anrösten. Zwiebeln und Ingwer hinzufügen und glasig braten, dann Knoblauch, entkernte, fein gehackte Chilischote, Gewürze und Blumenkohl in den Topf geben und salzen.
➤ Im geschlossenen Topf unter gelegentlichem Rühren oder Schütteln des Topfes in 15 Minuten gar schmoren. Das Gemüse vor dem Servieren mit Zitronensaft beträufeln und mit der gehackten Petersilie bestreuen.
➤ Beilage: Körnig gekochter weißer Reis.

Tipp: Noch aromatischer schmeckt dieses Gericht, wenn Sie die Petersilie durch frischen Koriander ersetzen.

Auch für Blutgruppe A und AB geeignet; Bluttyp A sollte aber die Chilischote durch eine Prise Piment ersetzen.

Bekömmlich und köstlich: abwechslungsreiche Hauptgerichte

Pilze mit Spinatfüllung
Zubereitungszeit: 50 Minuten

Zutaten
25 sehr große, frische Shiitakepilze, Butter für die Form, 100 g frische Shiitakepilze oder Champignons, 100 g junger Spinat, 1 Bund Petersilie, 2 Schalotten, fein gehackt, 1 EL Butterschmalz, 1 TL gehackter Majoran, Salz, Pfeffer aus der Mühle, 125 g Ricotta, 1 Ei, 6 EL Weißwein

➤ Die großen Pilze putzen, entstielen und mit der Höhlung nach oben in eine gut ausgebutterte feuerfeste Form setzen. Die übrigen Pilze putzen, zusammen mit dem gewaschenen Spinat und der Petersilie in kleine Stücke hacken.
➤ Die Schalotten im Butterschmalz andünsten. Gehackte Pilze, Spinat, Petersilie, Majoran, Salz und Pfeffer hinzufügen und kurz mitdünsten, anschließend das Ganze vom Herd nehmen.
➤ Den Ricotta und das Ei unter die Masse ziehen und die vorbereiteten großen Pilze damit füllen. Den Wein dazugießen und die Form mit Alufolie abdecken. Im Backofen bei 220 °C etwa 20 Minuten dünsten.
➤ Beilage: Hüttenkäse mit Brot (empfohlene Sorten).

🍽 Auch für Blutgruppe AB ideal, wenn Champignons zum Füllen verwendet werden, die Butter durch Öl ersetzt und der Pfeffer weggelassen wird.

Shiitakepilze enthalten wenig Wasser und sind daher gut lagerfähig

Hammelkoteletts mit Fenchel-Birnen-Gemüse
Zubereitungszeit: 45 Minuten

Zutaten
4 kleine Hammelkoteletts, 2 Knoblauchzehen, Salz, Pfeffer aus der Mühle, 4 kleine Fenchelknollen, 4 mittelgroße, aromatische, möglichst feste Birnen (z. B. Williams Christ), Saft von 1 Zitrone, 4 EL Butterschmalz, Cayennepfeffer, ¼ l trockener Weißwein, 100 g grüne Erbsen (frisch gepalt oder tiefgekühlt)

➤ Die Hammelkoteletts klopfen, mit durchgepresstem Knoblauch einreiben, salzen und pfeffern und beiseite stellen.

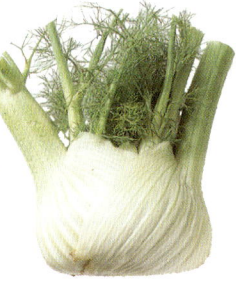

Die ideale Kost für Blutgruppe B

Mageres rotes Fleisch sowie Geflügel können Sie zwei- bis dreimal, Fisch und Meeresfrüchte sogar drei- bis fünfmal in der Woche essen

➤ Vom geputzten Fenchel die zarten, grünen Blätter abschneiden, fein hacken und beiseite legen. Die Knollen in dünne Streifen schneiden. Die Birnen schälen, halbieren und die Kerngehäuse entfernen. Die Fruchthälften in längliche Streifen schneiden und mit Zitronensaft beträufeln.

➤ Fenchelstreifen in 2 EL Butterschmalz anbraten. Mit Salz, Pfeffer und Cayennepfeffer würzen und mit Wein aufgießen. Zugedeckt etwa 20 Minuten dünsten. Birnen und Erbsen dazugeben und zugedeckt in wenigen Minuten fertig garen.

➤ In der Zwischenzeit die Hammelkoteletts in einer Pfanne im restlichen Butterschmalz auf beiden Seiten etwa 3 Minuten braten. Die Koteletts mit dem Gemüse auf Tellern anrichten und mit dem Fenchelgrün bestreuen.

🍴 Auch für Blutgruppe 0 sowie AB (ohne Pfeffer!) geeignet.

Rotkrautsalat mit Truthahnleber
Zubereitungszeit: 30 Minuten

Zutaten
½ *Kopf Rotkohl (ca. 400 g), 50 g Preiselbeeren, 2 EL frisch geriebener Meerrettich, Salz, 1 – 2 EL Rotweinessig, Pfeffer aus der Mühle, 5 EL Olivenöl, 2 rote Zwiebeln, gehackt, 4 küchenfertige Truthahnlebern, 40 g Butterschmalz*

➤ Den geputzten Rotkohl in feine Streifen schneiden, mit den Preiselbeeren und dem Meerrettich in eine Schüssel geben.

➤ Für das Dressing Salz, Pfeffer und Essig verrühren. Öl und Zwiebeln dazugeben und die Marinade über die Salatzutaten gießen. Gründlich mischen und ziehen lassen.

➤ Die Truthahnlebern mit Salz und Pfeffer würzen, im heißen Butterschmalz auf jeder Seite etwa 2 Minuten braten. Den Rohkostsalat auf Teller verteilen, die Truthahnlebern darauf anrichten.

🍴 Ohne Pfeffer auch für Blutgruppe AB geeignet.

Bekömmlich und köstlich: abwechslungsreiche Hauptgerichte

Kidneybohnen mit Schafskäse
Zubereitungszeit: 15 Minuten

Zutaten
2 Dosen rote Kidneybohnen (Abtropfgewicht je ca. 250 g), 3 EL Balsamico- oder Rotweinessig, Salz, Pfeffer aus der Mühle, 4 EL Olivenöl, 3 Knoblauchzehen, 4 schöne Salatblätter (Kopfsalat, Eisbergsalat), 250 g Schafskäse (Feta), 2 TL frischer Oregano oder 1 TL getrockneter Oregano

➤ Die Bohnen kalt abbrausen und gut abtropfen lassen. Für die Marinade den Essig mit Salz, Pfeffer und Olivenöl verrühren. Den durchgepressten Knoblauch gut mit den Bohnen vermischen.
➤ Die gewaschenen Salatblätter auf Teller verteilen und die Bohnen in die Blätter füllen. Den Schafskäse in kleine Stücke schneiden und über die Bohnen geben. Mit Pfeffer und Oregano bestreuen.
➤ Beilage: Frisches Brot (empfohlene Sorten).

Herbstsalat mit Rehfleisch
Zubereitungszeit: 40 Minuten

Zutaten
100 g frische Pilze (Shiitakepilze, Champignons), 100 g Rehfleisch ohne Knochen, 3 EL Leinöl, ½ TL scharfer Senf, 1 EL Essig, 1 EL Fleischbrühe, 1 Knoblauchzehe, 1 Prise getrockneter Thymian, 1 EL getrockneter Oregano, Salz, Pfeffer aus der Mühle, 2 Scheiben Brot (empfohlene Sorten), 2 EL Butterschmalz, 2 EL Butter, 200 g Blattsalat (Lollo Rosso, Rucola), 4 Wachteleier (aus dem Glas)

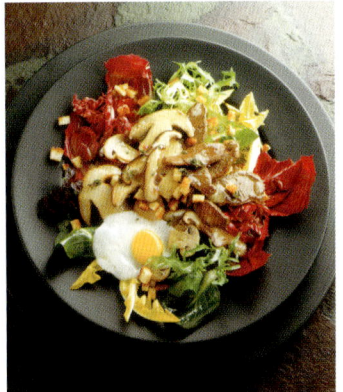

➤ Die geputzten Pilze und das Rehfleisch in feine Scheiben schneiden. Für die Sauce das Leinöl und den Senf verrühren, mit Essig, Brühe, durchgepresstem Knoblauch, Thymian, ½ EL Oregano, Salz und Pfeffer vermischen.
➤ Die entrindeten Brotscheiben in kleine Würfel schneiden. In 1 EL Butterschmalz hellgelb braten, dann aus der Pfanne nehmen. Die Bratpfanne ausreiben, 1 EL Butter hineingeben und die Pilze ganz kurz darin anziehen lassen. Aus der Pfanne nehmen und beiseite stellen. Das Fleisch im restlichen Butterschmalz kurz anbraten.

Wachteleier enthalten nicht die für Blutgruppe B nachteiligen Lektine der Wachtel

Die ideale Kost für Blutgruppe B

➤ Die gewaschenen und abgetropften Salatblätter auf Teller verteilen, die Pilze darauf legen und mit der Sauce beträufeln. Mit den Buttercroûtons und dem restlichen Oregano bestreuen.
➤ Die Wachteleier in der restlichen Butter zu Spiegeleiern braten und auf dem Salat anrichten.
➤ Beilage: Frisches Vollreisbrot.

Gefüllte Zucchini
Zubereitungszeit: 40 – 45 Minuten

Zutaten
4 Zucchini (ca. 15 cm lang), ½ l Gemüsebrühe (aus Extrakt), 400 g Lammhackfleisch, 4 Knoblauchzehen, 4 Eigelb, Salz, Pfeffer aus der Mühle, 2 EL Haferflocken, 20 g Butter, 400 g Ricotta, 2 EL Basilikumstreifchen

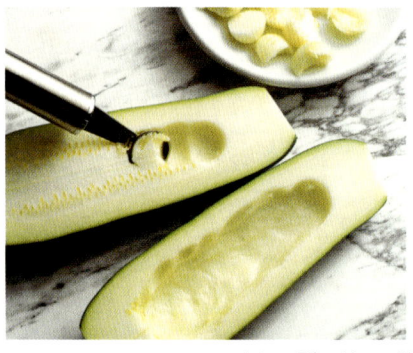

➤ Von den Zucchini Blüten- und Stielansatz abschneiden. Die Früchte der Länge nach halbieren und mit einem Löffel etwas aushöhlen. Die Zucchinihälften in der Gemüsebrühe etwa 5 Minuten vorkochen, mit einem Schaumlöffel herausheben und abtropfen lassen. Die Kochflüssigkeit aufheben.
➤ Das Hackfleisch mit dem durchgepressten Knoblauch, 2 Eigelben, Salz und Pfeffer sowie 1 EL Haferflocken mischen. 4 Zucchinihälften damit füllen, mit den restlichen Haferflocken bestreuen und mit ganz kleinen Butterflocken belegen.
➤ Ricotta mit dem Basilikum und den restlichen Eigelben pürieren, mit Salz und Pfeffer abschmecken. Die restlichen Zucchinihälften mit der Ricottamischung füllen und mit Butterflöckchen belegen.
➤ Die Zucchini in eine ofenfeste Form legen, die zurückbehaltene Kochflüssigkeit dazugießen und im vorgeheizten Ofen bei 200 °C 20 – 25 Minuten überbacken.
➤ Beilage: Reis oder Kartoffeln.

🍴 Auch für Blutgruppe AB geeignet. Bluttyp 0 sollte den Ricotta durch Sojaquark und die Haferflocken durch Semmelbrösel (z. B. aus Dinkelbrot) ersetzen, außerdem den Pfeffer weglassen.

Den rohen Hackfleischteig würzen, ohne dabei davon zu kosten

Bekömmlich und köstlich: abwechslungsreiche Hauptgerichte

Rosenkohlauflauf mit Kalbfleisch
Zubereitungszeit: 45 – 50 Minuten

Zutaten

1 kg Rosenkohl (frisch oder tiefgekühlt), Salz, 500 g Kalbshackfleisch, 200 g Ricotta, 1 EL gehackte Petersilie, 1 TL Piment, abgeriebene Schale von ½ unbehandelten Zitrone, 200 g Sauerrahm, 2 Eier, Butter für die Form, 1 EL gehackte Walnüsse

- ➤ Rosenkohl in heißem Salzwasser bissfest garen. In der Zwischenzeit das Hackfleisch mit Ricotta, Petersilie, einer Prise Salz, Piment und etwas Zitronenschale vermischen. Den Backofen auf 200 °C vorheizen.
- ➤ Sauerrahm und Eier verquirlen und mit etwas Piment würzen. Den Fleischteig in einer gebutterten Auflaufform verteilen. Die Rosenkohlröschen kreisförmig in den Fleischteig drücken. Mit der Sahne-Ei-Mischung begießen und mit Walnüssen bestreuen. Den Auflauf auf der mittleren Schiene des Backofens 30 – 35 Minuten backen.

Kabeljaukoteletts mit Petersiliensauce und Kapern
Zubereitungszeit: 20 Minuten

Zutaten

4 Kabeljaukoteletts, Saft von 1 Zitrone, Salz, Piment, Dinkelmehl, 6 EL Butterschmalz, 2 Scheiben Dinkelbrot, 2 EL Kapern, 2 EL fein gehackte Petersilie

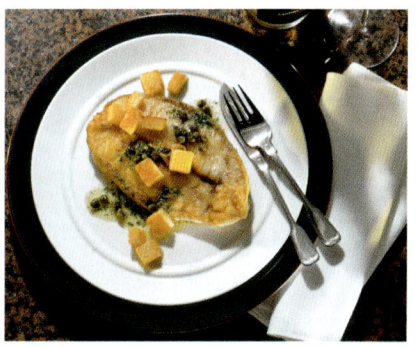

- ➤ Die gewaschenen und trockengetupften Kabeljaukoteletts mit dem Saft einer halben Zitrone beträufeln, salzen, mit Piment würzen und in Mehl wälzen. In 3 EL heißem Butterschmalz rasch von beiden Seiten knusprig braun braten. In der Zwischenzeit das Brot entrinden und in kleine Würfel schneiden.
- ➤ Das restliche Butterschmalz in einer zweiten Pfanne erhitzen und die Brotwürfel darin goldgelb braten. Kapern und Petersilie hinzufügen und den restlichen Zitronensaft darüber träufeln. Kurz durchrösten. Die Fischscheiben mit der Kapernbutter übergießen.
- ➤ Beilage: Zuckerschoten (Erbsenschoten).

🍴 Ohne Kapern auch für alle anderen Blutgruppen geeignet.

Kapernbutter passt auch sehr gut zu Schwert- oder Thunfisch

Die ideale Kost für Blutgruppe B

Schollenröllchen auf Kohlrabi
Zubereitungszeit: 40 Minuten

Zutaten

8 kleine Schollenfilets (Flunder), Salz, Pfeffer aus der Mühle, Saft von 1 Zitrone, 3 EL gehackte Petersilie, 2 mittelgroße, junge Kohlrabi mit Blattgrün, 20 g Butterschmalz, 1 EL gehackte Zwiebeln, 4 EL trockener Weißwein, 1 EL Sauerrahm

➤ Die Schollenfilets waschen, trockentupfen, mit Salz und Pfeffer würzen und mit Zitronensaft beträufeln. Die Filets auf einer Seite mit 2 EL Petersilie bestreuen, aufrollen und mit einem Holzspieß zusammenstecken.

➤ Die geschälten Kohlrabi in schmale Streifen schneiden. Das Butterschmalz in einer Kasserolle erhitzen und erst die Zwiebeln, dann die Kohlrabistifte darin anschwitzen. Mit Wein aufgießen und zugedeckt etwa 5 Minuten dünsten.

➤ Den Sauerrahm unterrühren, die Fischröllchen auf das Gemüse legen und mit dem gehackten Kohlrabigrün bestreuen. Zugedeckt bei schwacher Hitze 5–7 Minuten garen. Vor dem Servieren mit der restlichen Petersilie bestreuen.

➤ Beilage: Kartoffelpüree.

🍴 Mit Sojaquark statt Sauerrahm auch für Blutgruppe 0 geeignet.

Seezungengratin
Zubereitungszeit: 40 Minuten

Zutaten

3 EL Butter, 1 große Zwiebel, 2 EL gehackter Estragon, 600 g Seezungenfilet, Salz, Pfeffer aus der Mühle, ⅛ l Weißwein, 1 EL trockener Wermut, 1 Eigelb, 6 EL fester Sauerrahm (Schmand), Butter für die Form

➤ Eine feuerfeste Form mit wenig Butter ausstreichen, einen Teil der fein gehackten Zwiebel und des gehackten Estragons hineinstreuen. Den Backofen auf 180 °C vorheizen.

➤ Die Fischfilets mit Salz und Pfeffer würzen, in der Mitte zusammenklappen und in die Form legen. Restliche Zwiebeln und Estragon

Bekömmlich und köstlich: abwechslungsreiche Hauptgerichte

darüber streuen, den Wein dazugießen und einige Butterflöckchen darauf verteilen. Die Form mit Alufolie verschließen und die Fischfilets auf der mittleren Schiene des Backofens etwa 20 Minuten garen.
➤ Den entstandenen Saft in ein Pfännchen umgießen, den Wermut zufügen und die Flüssigkeit auf etwa zwei Drittel einkochen. Eigelb mit Sauerrahm verquirlen, dazugeben und erhitzen (aber nicht kochen lassen, sonst gerinnt das Eigelb!).
➤ Die Sauce abschmecken, über den Fisch gießen und bei 220 °C im Backofen kurz hellbraun überbacken.
➤ Beilage: Grüner Blattkohl.

🍴 Mit Sojaquark statt Schmand auch für Blutgruppe 0 geeignet.

Die ideale Kost für Blutgruppe B

AUCH DAS KÖNNTE IHNEN SCHMECKEN	
Rezepte	Blutgruppe
Frische Feigen mit Weinschaum (Seite 49)	0
Hirsequark mit blauen und roten Beeren (Seite 50)	0
Wildgeschnetzeltes mit Weintrauben (Seite 50)	0
Geflügelleberpfanne mit Äpfeln und Zwiebeln (Seite 51)	0
Lammtopf mit Tomaten und Zucchini (Seite 53)	0
Kalbsfilet mit karamelisierten Zwiebeln (Seite 54)	0
Hackfleischpfanne mit Eiern (Seite 55)	0
Pikante Frikadellen (Seite 55)	0
Provenzalischer Knoblauchhecht (Seite 57)	0
Renke Fischer-Art (Seite 58)	0
Spinatgratin mit Karotten (Seite 60)	0
Römischer Salat mit rosa Grapefruits (Seite 67)	A
Löwenzahnsalat mit Knoblauchcroûtons (Seite 67)	A
Brunnenkresse mit Kohlrabi-Apfel-Rohkost (Seite 68)	A
Grüne-Bohnen-Salat (Seite 69)	A
Früchtecocktail mit Geflügel (Seite 70)	A
Gemischte Beeren mit Sabayon (Seite 70)	A
Sauerkirschgrütze mit Mandelsplittern (Seite 71)	A
Lachskotelett auf Lauch (Seite 72)	A
Gebratene Forellenfilets mit Mandeln (Seite 72)	A
Rotbarsch in Zitronensauce (Seite 74)	A
Spinat mit Schafskäse und Pinienkernen (Seite 76)	A
Geschmorter Spargel mit Kerbelsauce (Seite 76)	A
Apfelsalat mit Alfalfasprossen (Seite 100)	AB
Amerikanisches Club-Sandwich (Seite 101)	AB
Gratinierter Brokkoli (Seite 102)	AB
Überbackene Käseauberginen (Seite 103)	AB
Rote Bete-Salat mit Walnüssen (Seite 104)	AB
Blumenkohl mit Mandelblättchen (Seite 104)	AB
Thunfischsteaks mit geschmorten Äpfeln (Seite 106)	AB
Lammkoteletts auf Gurkengemüse (Seite 107)	AB
Reistopf süß-sauer (Seite 108)	AB
Gemüsetopf mit Fisch (Seite 109)	AB
Haferflockenpfannkuchen mit Grünkohl (Seite 110)	AB

Kapitel 6

Die ideale Kost für Blutgruppe AB

Da bei der jüngsten Blutgruppe einige Stärken und Schwächen von Typ A und B ins Gewicht fallen, verträgt ihr reaktionsfreudiges Verdauungssystem am besten vegetarische Kost, Soja- und einige Milchprodukte. Aber auch Fisch – und in überschaubaren Mengen rotes Fleisch.

Die Highlights: Helle Fischsorten wie Heilbutt, Seezunge und Flunder; Milchprodukte wie Joghurt, Kefir und fettarmer Sauerrahm; Eier, am besten mit jeweils einem zusätzlichen Eiweiß; täglich Leinsamen- und Olivenöl. Außerdem: Linsen und Sojabohnen sowie andere Sojaprodukte, allen voran Tofu; Reis-, Hafer- und Roggenerzeugnisse; viel grünes Gemüse aus der Kategorie »Vorteilhaft«; Ananas. Zum Würzen Knoblauch, Meersalz und Kombualgen verwenden.

Ganz vom Speiseplan streichen: Rindfleisch und Hühnerfleisch; Schalentiere, außer Weinbergschnecken, die überaus positiv wirkende Lektine enthalten. Kidney- und Limabohnen sind ausgesprochene Dickmacher. Das gilt auch für Buchweizen und Mais, der neutral eingestufte Weizen ist für Übergewichtige ebenfalls keine gute Wahl. Außerdem vermeiden: Haselnüsse und Sesamsamen; Artischocken, Avocados und Paprikaschoten in allen Farben; Bananen, Mangos, Rhabarber und Orangen. Letztere stören beim Bluttyp AB die Aufnahme von Mineralien im Verdauungstrakt und reizen darüber hinaus dessen empfindliche Magenschleimhaut. Ein guter Ersatz ist eine andere Zitrusfrucht: die Grapefruit. Bei den Gewürzen ist Pfeffer einschließlich Cayennepfeffer zu streichen. Mixed Pickles und andere sauer eingelegte Speisen fallen wegen ihrer magenreizenden Eigenschaften aus.

In kleinen Mengen akzeptabel: Mageres Fleisch von Lamm, Hammel, Wild und Kaninchen – in Kombination mit Gemüse und Tofu; Ghee (geklärte Butter) oder Butterschmalz; Erdnüsse und Erdnussbutter; Dinkelprodukte; Tomaten; Essig; Zucker und Schokolade; Rot- und Weißwein, Bier.

Was sonst noch empfehlenswert oder besser zu vermeiden ist, steht in der Nahrungsmittelliste auf Seite 24 ff

Die ideale Kost für Blutgruppe AB

Frühstück und Co.

Müsli: ideal mit Sauermilchprodukten

Dinkel- und Hirsebrei, Haferkleie und -flocken, Puffreis, Sojaflocken und -granulat: Das sind die Getreideerzeugnisse, die Bluttyp AB für sein Müsli bevorzugen sollte. Dazu passen Milcherzeugnisse, vorrangig jene, die durch Bakterien gesäuert sind, also Joghurt, Kefir oder Sauerrahm.

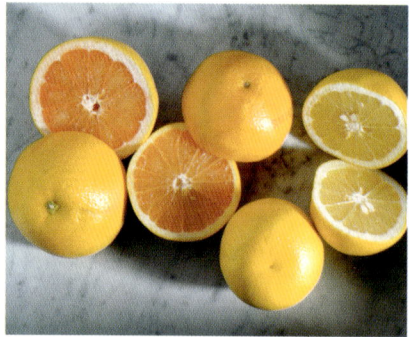

Früchte und Beeren – auf die Auswahl achten: Basische Früchte wie Weintrauben, Pflaumen und Preiselbeeren sind ein guter Ausgleich zu den eher Säure bildenden Frischkornbreis und Frühstücksflocken. Ananas als enzymreiche Verdauungshilfe kann pur oder zu vielerlei Salaten, Zwischengerichten und Hauptspeisen genossen werden. Auch mit Zitronen und Grapefruits kommen die Verdauungssäfte vom Bluttyp AB bestens klar. An die Stelle von Bananen – mit ihren für Blutgruppe AB heiklen Lektinen – können Aprikosen, Feigen und Melonen treten.

Obst und Gemüsesalate – mit (fast) allem, was dazugehört: Beim Gemüse können Sie wie beim Obst mit nur wenigen Ausnahmen aus dem Vollen schöpfen. Hier macht sich die Nähe zu den Blutgruppen A und B positiv bemerkbar, denn die meisten Obst- und Gemüsearten sind entweder für Bluttyp A oder B bekömmlich. Machen Sie Ihre Rohkostsalate vorwiegend mit hochwertigem Olivenöl an. Leinöl, Rapsöl, Erdnussöl und Dorschleberöl sind als Schlankheitselixier für Bluttyp AB allenfalls zweite Wahl.

Inzwischen haben die Experten aufgrund neuerer Erkenntnisse die vormals für Blutgruppe AB als negativ bewerteten Shiitakepilze in die Kategorie »Neutral« eingestuft. Besonders vorteilhaft sind jedoch die Maitakepilze, denen unter anderem blutdruck- und blutzuckersenkende Eigenschaften zugeschrieben werden.

Essen Sie Aprikosen frisch oder als Kompott. Von allen Obstarten enthalten die Steinfrüchte das meiste Karotin, nämlich 1,8 Milligramm pro 100 Gramm Fruchtfleisch

Brot: ohne die schädlichen Gluten-Lektine

Hafer, Soja, Hirse und Reis – aus diesen Getreidearten sollte Ihr tägliches Brot gebacken sein (sofern Sie nicht darauf verzichten wollen). Einige Weizenprodukte können in kleinen Mengen zwar als neutral angesehen werden, da sie aber alles andere als »Fatburner« sind, müssen Abspeckkandidaten Weizen rigoros streichen. Die Ausnahme stellt Brot aus gekeimtem Weizen dar: Beim so genannten Essener Brot haben die

Frühstück und Co.

Weizenkeime nämlich durch den Keimungsprozess ihre schädlichen Gluten-Lektine verloren, die beim Bluttyp AB den Stoffwechsel verlangsamen.
Aufstriche – am besten mit Tofu: Obwohl mehr als ein Dutzend Käse- und Milchprodukte infrage kommen, sollten Übergewichtige mit Blutgruppe AB Tofu in allen nur erdenklichen Abwandlungen den Vorzug geben. Als Würzmittel für pikante Brotaufstriche sind vor allem Algen, Curry, Knoblauch, Meerrettich und Petersilie ideal. Gelees und Konfitüren aus den empfohlenen Früchten können von Zeit zu Zeit in kleinen Mengen das Frühstück versüßen.

Wer eine Gluten-Unverträglichkeit hat, sollte zu Hirse, Gerste, Reis, Mais und Buchweizen greifen (aber auf die blutgruppentypischen Dickmacher achten!)

Rezeptideen
Kräuteraufstrich: Frühlingszwiebeln und Schnittlauch in feine Röllchen schneiden, mit etwas weicher Butter verrühren, mit Curry abschmecken.
Meerrettich-Käsecreme: Sojaquark oder Doppelrahm-Frischkäse mit fein geschnittener Petersilie, etwas Olivenöl, Meerrettich und einer Prise Salz verrühren.
Pikanter Fisch: Tunfisch (aus der Dose, im eigenen Saft) mit Sojaquark oder Schmand, etwas abgeriebener (unbehandelter) Zitronenschale und fein gehacktem Knoblauch verrühren. Mit Salz (oder Algenextrakt) abschmecken.

Getränke: Klassiker wie Kaffee und Tee
Etwas warmes Wasser mit ein paar Spritzern Zitronensaft – das Getränk, das wir schon von Blutgruppe A kennen, ist auch dem Bluttyp AB auf nüchternen Magen zu empfehlen. Am besten gefolgt von einem Glas Grapefruit- oder Papayasaft. Da Kaffeebohnen mit ähnlichen Enzymen ausgestattet sind wie Sojabohnen, führt der dunkle Muntermacher bei heißen Getränken die Liste an. Gefolgt vom grünen Tee (auch mit Zitrone), der vor allem wegen seiner antioxidativen Wirkung Pluspunkte sammelt.
Kräutertees sollten nur bei Bedarf als Alternative angesehen werden, denn ihr Genuss ist nicht allein Geschmackssache. Alle Kräuter üben auf den Organismus mitunter intensive Wirkungen aus – ein Grund mehr, sie möglichst gezielt einzusetzen. Etwa Alfalfa, Kamille oder Sonnenhut (Echinacea), um die Immunabwehr auf Vordermann zu bringen. Oder Weißdorn und Süßholzwurzel, um Herz und Kreislauf zu unterstützen.
Mixgetränke – die idealen Kombinationen: Ananas und Grapefruit; Ananas, Kiwi und Joghurt; Apfel und Zitrone; Grapefruit und Birnen; Grapefruit und Ingwer; Kirschen und Kefir; Papaya und Kiwi; Preisel-

Die ideale Kost für Blutgruppe AB

beeren und Mineralwasser; Weintrauben und Zitrone; Zitrone und Mineralwasser; Hagebuttentee mit Zitrone; Gurken und Sellerie; Karotten und Apfel; Karotten und Sellerie; Sellerie und Petersilie; Spinat, Zitrone und Sauermilch.

Rezeptideen
Gesunder Holunder: Holunderbeergelee mit Joghurt und etwas Zitronensaft verrühren. Mit Mineralwasser auffüllen und etwas Vanillezucker und Zimt unterrühren.
Kräutermix: Fein gehackte Petersilie, Dill und Basilikum mit Trinkmolke, etwas Salz und durchgepresstem Knoblauch im Mixer fein pürieren. Mit Salz und Piment abschmecken.
Vitaminbombe: Karotten- und Zitronensaft mit winzigen Ananasstückchen, etwas Leinöl, Zucker, Salz und frisch geriebenem Ingwer gut verquirlen.

Leicht und lecker: kleine Mahlzeiten für zwischendurch

Apfelsalat mit Alfalfasprossen
Zubereitungszeit: 30 Minuten

Zutaten
500 g säuerliche, rote Äpfel (Elstar oder Jonathan), 100 g Alfalfasprossen, 1 Kästchen Kresse, 1 TL Honig, 1 TL Sojasauce, 1 EL Apfelessig, ½ TL Meerrettich (aus dem Glas), Salz, 2 EL Olivenöl

Eine Tasse Alfalfasprossen enthält so viel Vitamin C wie sechs Gläser frisch gepresster Orangensaft

➤ Die gewaschenen Äpfel vierteln (Äpfel mit behandelter Schale schälen), Kerngehäuse entfernen, Äpfel in feine Scheiben schneiden. Mit den Sprossen mischen und mit Kresse bestreuen.
➤ Für die Marinade den Honig mit Sojasauce, Essig, Meerrettich und Salz verrühren und mit einem Schneebesen das Öl hinzufügen. Die Marinade mit den Salatzutaten vermischen.

🍴 Mit kleinen Abwandlungen auch für alle anderen Blutgruppen geeignet: Bluttyp 0 sollte die Alfalfasprossen durch Bambus- oder Mungbohnensprossen ersetzen und – wie Bluttyp A – statt Essig Zitronensaft verwenden.

Leicht und lecker: kleine Mahlzeiten für zwischendurch

Radicchio-Rucola-Salat
Zubereitungszeit: 15 Minuten

Zutaten
1 Bund Rucola, 1 kleiner Kopf Radicchio, Gartenkräuter-Dressing (siehe Seite 61), 50 g Schafskäse (Feta)

➤ Die geputzten Salate in kleine Stücke zerpflücken, waschen und trockenschleudern. Das Dressing mit den Salatzutaten vermischen. Den Salat auf Teller verteilen und mit klein geschnittenem Schafskäse bestreuen.

🍴 Auch für Blutgruppe 0 und A geeignet.

Rucola, auch als Rauke bekannt, ist ursprünglich ein Wildkraut, das nun der starken Nachfrage wegen angebaut wird

Amerikanisches Club-Sandwich
Zubereitungszeit: 15 Minuten

Zutaten für ein Sandwich
150 g gebratene Truthahnbrust, 2 Scheiben Toastbrot (Roggen, Soja oder Weizen), 1 EL leichte Mayonnaise (siehe Seite 62), 2 Salatblätter, 1 Tomate oder 1 Stück Salatgurke, Salz, 1 Prise Piment

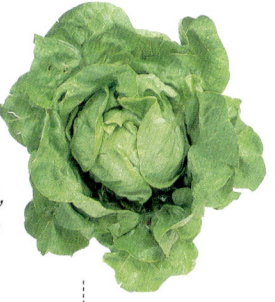

➤ Die gehäutete Truthahnbrust quer zur Faser in Scheiben schneiden. Das Brot toasten und etwas abkühlen lassen. Eine Toastscheibe mit Mayonnaise bestreichen und mit Truthahnfleisch belegen. Die gewaschenen Salatblätter durch die restliche Mayonnaise ziehen und das Truthahnfleisch damit bedecken. Tomaten- oder Gurkenscheiben darauf legen und mit Salz und Piment bestreuen.
➤ Die andere Toastscheibe darauf legen und das Sandwich mit Cocktailspießchen zusammenhalten.

🍴 Auch für alle anderen Blutgruppen geeignet, sofern sie sich bei der Wahl des Brotes an die jeweils empfohlenen Sorten halten. Außerdem sollten Bluttyp A und B nur Gurken- und keine Tomatenscheiben auflegen.

Die ideale Kost für Blutgruppe AB

Gratinierter Brokkoli
Zubereitungszeit: 30 Minuten

Zutaten

600 g Brokkoli, Salz, 4 Knoblauchzehen, 2 Bund Petersilie, fein gehackt, 4 EL Semmelbrösel (aus empfohlenen Brotsorten), 1 Eigelb, 3 EL Olivenöl, Piment, je 1 TL frischer oder getrockneter Thymian und Majoran

- Brokkoli waschen, zerkleinern und 10 Minuten in Salzwasser kochen. Den Backofen auf 220 °C vorheizen.
- Geschälte Knoblauchzehen durch die Presse in eine Schüssel drücken, Petersilie und Semmelbrösel zufügen. Eigelb und Olivenöl unterrühren, sodass eine homogene Masse entsteht. Falls nötig, noch etwas mehr Öl zufügen. Mit den Gewürzen abschmecken.
- Brokkoli in eine Auflaufform geben, mit der Würzmasse gleichmäßig übergießen und im Backofen 15–20 Minuten gratinieren.

🍴 Auch für alle anderen Blutgruppen geeignet.

Tomaten mit Thunfischfüllung
Zubereitungszeit: 20 Minuten

Zutaten

4 Fleischtomaten (ca. 600 g), 2 Dosen Thunfisch (weiß, naturell, à ca. 140 g Abtropfgewicht), 3 EL fester Sauerrahm (Schmand), Saft von ½ Zitrone, 2 Kästchen Kresse, Salz, 1 TL Meerrettich (aus dem Glas)

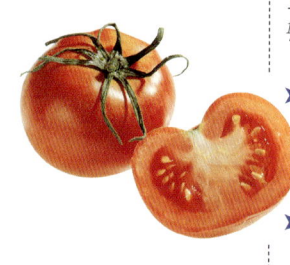

- Von den gewaschenen Tomaten einen Deckel abschneiden, davon den Stängelansatz entfernen. Mit einem Teelöffel die Kerne aus den Tomaten entfernen, dann das weiche Fruchtfleisch herauslösen. Deckel und Fruchtfleisch klein schneiden.
- Den Thunfisch kurz abtropfen lassen und mit einer Gabel zerdrücken. Tomatenstückchen zufügen, mit Sauerrahm und Zitronensaft zu einer geschmeidigen Masse verrühren. Die Kresse unterheben, mit Salz und Meerrettich kräftig abschmecken. Ausgehöhlte Tomaten innen salzen und mit der Thunfischcreme füllen.

🍴 Mit Sojaquark statt Sauerrahm auch für Blutgruppe 0 geeignet.

Leicht und lecker: kleine Mahlzeiten für zwischendurch

Tintenfischsalat mit Gemüse
Zubereitungszeit: 30 Minuten

Zutaten
je 250 g grüner Blumenkohl und Brokkoli, Salz, ½ kg geputzte kleine Tintenfische (Calamari), 1 EL Olivenöl, Saft von 1 Zitrone, 1 weiße Zwiebel, 3 EL Apfelessig, 1–2 Fleischtomaten, 2 Knoblauchzehen, 2 EL gehackte Petersilie

➤ Blumenkohl und Brokkoli in kleine Röschen teilen und in siedendem Salzwasser bissfest garen. Herausheben, kalt abschrecken und gut abtropfen lassen.
➤ Tintenfische unter fließendem Wasser waschen. Die Körper in Ringe schneiden und im nicht zu heißen Öl knapp weich braten. Mit Salz und Zitronensaft würzen. Zwiebelringe zufügen, kurz mitbraten, bis sie zusammenfallen. Essig dazugießen und den Topf von der Kochstelle ziehen. Blumenkohl und Brokkoli dazugeben und alles zugedeckt ziehen lassen.
➤ Die Tomaten in kochendem Wasser blanchieren, häuten und halbieren. Entkernen, würfeln und unter Tintenfisch und Gemüse mischen. Mit Salz und durchgepresstem Knoblauch abschmecken. Zugedeckt gut ziehen lassen. Vor dem Servieren mit Petersilie bestreuen.

Überbackene Käseauberginen
Zubereitungszeit: 45 Minuten

Zutaten
2 mittelgroße Auberginen (ca. 800 g), Salz, 4 Fleischtomaten (ca. 600 g), 6 EL Olivenöl, 2 EL gehacktes Basilikum, 1 EL gehackter Majoran, 400 g Mozzarella

➤ Die Auberginen waschen, den Stielansatz entfernen, Auberginen der Länge nach in etwa 1 cm dicke Scheiben schneiden. Salzen und 15 Minuten stehen lassen. Die Tomaten in kochendem Wasser blanchieren, häuten und in Scheiben schneiden.
➤ Den Backofen auf 200 °C vorheizen. Die Auberginenscheiben gut ausdrücken und leicht abtupfen.

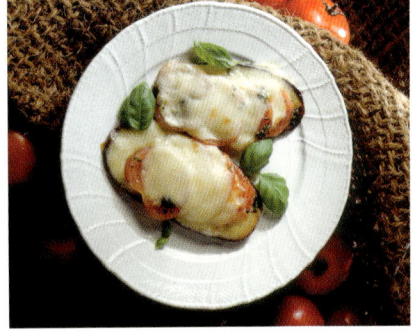

Die ideale Kost für Blutgruppe AB

4 EL Olivenöl in einer beschichteten Pfanne erhitzen und die Auberginen darin von beiden Seiten kurz anbraten.
➤ Nebeneinander auf ein Backblech legen, mit den Tomatenscheiben bedecken, salzen, mit den Kräutern bestreuen und mit dem in dünne Scheiben geschnittenen Mozzarella belegen. Mit dem restlichen Olivenöl beträufeln und auf der mittleren Schiene des Backofens 15 Minuten backen. Dann den Grill zuschalten und noch kurz gratinieren.

🍴 Ohne Tomaten auch für Blutgruppe B geeignet.

Rote-Bete-Salat mit Walnüssen
Zubereitungszeit: 15 Minuten

Zutaten
2–3 EL Sauerrahm, Saft von 1 Zitrone, 1–2 EL Meerrettich (aus dem Glas), Meersalz, Zucker, 1–2 feste Birnen, 500 g gedämpfte Rote Bete (küchenfertig in Folie), 1 EL gehackte Walnüsse

➤ Sauerrahm mit Zitronensaft und Meerrettich verrühren, mit Salz und Zucker abschmecken.
➤ Geschälte Birnen grob raspeln, rote Bete in schmale Stifte schneiden und in einer Schüssel mit der Meerrettichsauce vermischen. Auf Portionsteller verteilen und mit Walnüssen bestreuen.
➤ Beilage: Reiswaffeln.

🍴 Auch für alle anderen Blutgruppen geeignet; der Sauerrahm sollte aber bei Bluttyp 0 durch Sojaquark ersetzt werden.

Blumenkohl mit Mandelblättchen
Zubereitungszeit: 30 Minuten

Zutaten
1 kleiner Blumenkohl, Salz, Pikante Meerrettichcreme (siehe Seite 62), 2 EL Mandelblättchen, 1 Kästchen Kresse

➤ Blumenkohl waschen, in Röschen teilen und in wenig Salzwasser etwa 5 Minuten bissfest garen. Abtropfen lassen, Röschen in feine

Bekömmlich und köstlich: abwechslungsreiche Hauptgerichte

Scheiben schneiden und auf Tellern anrichten. Die Meerrettichcreme darüber gießen, etwa 15 Minuten durchziehen lassen.
➤ In der Zwischenzeit die Mandelblättchen in einer trockenen Pfanne bei mittlerer Hitze rösten. Mit der Kresse über dem Blumenkohl verteilen.

🍽 Auch für Blutgruppe A und B geeignet.

Bekömmlich und köstlich: abwechslungsreiche Hauptgerichte

Gebratene Austernpilze mit Basmatireis
Zubereitungszeit: 45 Minuten

Zutaten
250 g Basmatireis, 2 Fleischtomaten (ca. 250 g), 3 EL Rotweinessig, Meersalz, 5 EL Olivenöl, 1 Bund Basilikum, 600 g Austernpilze, 5 EL Leinöl, 4 – 5 Knoblauchzehen, fein gehackt

➤ Den gut abgespülten Basmatireis in einer Schüssel mit Wasser 30 Minuten quellen lassen. Die Tomaten in kochendem Wasser blanchieren, häuten, halbieren und in kleine Würfel schneiden.
➤ Essig, Salz und Öl verrühren. Tomaten und fein geschnittenes Basilikum unterheben.
➤ Die Austernpilze von den harten Stellen befreien, kurz abbrausen, trockentupfen, größere Pilze zerkleinern. Den abgetropften Reis in $1/2$ l Wasser zum Kochen bringen, bei geringster Wärmezufuhr etwa 15 Minuten zugedeckt quellen lassen, nicht umrühren.
➤ Austernpilze im heißen Öl beidseitig kräftig anbraten, dabei mit einem Löffel flach in die Pfanne drücken. Den Knoblauch zufügen und mit einer Prise Salz würzen. Die Pilze mit einem Klacks Tomatenvinaigrette und dem Basmatireis anrichten.

🍽 Auch für Blutgruppe 0 geeignet; der Essig sollte aber durch Zitronensaft ersetzt werden.

Die ideale Kost für Blutgruppe AB

Muschelragout mit Sellerie und Karotten
Zubereitungszeit: 30 Minuten

Zutaten
2 kg Miesmuscheln, 1 große Zwiebel, 2 EL Olivenöl, 4 Knoblauchzehen, ⅜ l trockener Weißwein, 1 EL Curry, Meersalz, Zitronensaft, 5 Stangen Staudensellerie, 150 g Karotten, geraspelt, 200 g fester Sauerrahm (Schmand)

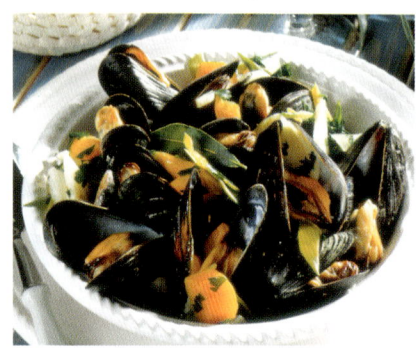

➤ Die Miesmuscheln unter fließendem Wasser gut abbürsten. Geöffnete Muscheln aussortieren und wegwerfen.
➤ Die Zwiebel schälen, fein hacken und im heißen Olivenöl glasig dünsten, dann den Knoblauch dazupressen. Die Muscheln zufügen, mit dem Wein begießen und im geschlossenen Topf bei starker Hitze 8 Minuten garen.
➤ Die Muscheln aus der Schale lösen, noch geschlossene Muscheln wegwerfen, ausgelöste Muscheln beiseite stellen. Den Garsud durch ein Sieb in einen kleineren Topf gießen. Curry unterrühren und 3 Minuten stark erhitzen. Mit Salz und Zitronensaft kräftig abschmecken.
➤ In Scheiben geschnittenen Sellerie und Karotten in die Sauce geben und alles 5 Minuten kräftig kochen. Die Muscheln zufügen, den Sauerrahm unterheben und die Muscheln kurz erwärmen. Mit Zitronensaft abschmecken.
➤ Beilage: Spinatsalat.

🍴 Auch für Blutgruppe 0 geeignet; der Sauerrahm sollte aber durch Sojaquark ersetzt werden.

Thunfischsteaks mit geschmorten Äpfeln
Zubereitungszeit: 45 Minuten

Zutaten
4 Thunfischsteaks, Meersalz, Saft von 1 Zitrone, 4 mittelgroße, aromatische Äpfel (Cox Orange oder Boskop), 1 TL Zucker, 4 EL Olivenöl, 1 Msp. Safran, 1 Zweig Thymian, ⅛ l Apfelcidre oder Weißwein

Bekömmlich und köstlich: abwechslungsreiche Hauptgerichte

➤ Die Thunfischsteaks waschen, salzen und mit Zitronensaft beträufeln. Die Äpfel schälen, halbieren, entkernen und in Spalten schneiden.
➤ Den Zucker in 2 EL heißem Olivenöl bei mittlerer Hitze karamelisieren lassen. Die Äpfel hinzufügen, mit Safran und Salz sowie den abgezupften Thymianblättchen würzen. Mit Cidre oder Wein aufgießen und zugedeckt in 6–8 Minuten weich schmoren.
➤ In der Zwischenzeit das restliche Öl erhitzen und die Thunfischsteaks bei starker Hitze auf jeder Seite 3–4 Minuten goldbraun braten. Den Fisch auf eine vorgewärmte Platte legen und mit den noch einmal würzig abgeschmeckten Schmoräpfeln anrichten.
➤ Beilage: Roggennudeln.

🍴 Mit kleinen Abwandlungen auch für alle anderen Blutgruppen geeignet: Bluttyp 0 sollte den Cidre durch Weißwein, Bluttyp B die Roggennudeln durch Dinkelnudeln ersetzen.

Fisch können Sie drei- bis fünfmal in der Woche essen

Lammkoteletts auf Gurkengemüse
Zubereitungszeit: 25 Minuten

Zutaten
1 große Salatgurke, 5 EL Olivenöl, 2 Knoblauchzehen, fein gehackt, Meersalz, 6 EL fester Sauerrahm (Schmand), 1 Bund Dill, fein gehackt, 8 Lammkoteletts, 2 TL fein gehackter Rosmarin

➤ Die Gurke schälen, längs halbieren und die Kerne mit einem Löffel herausschaben. Gurkenhälften in dünne Scheiben schneiden und in 2 EL heißem Olivenöl 5 Minuten dünsten. Knoblauch, Salz und Sauerrahm untermischen und weitere 5 Minuten dünsten. Dann den Dill zufügen.
➤ Die Lammkoteletts im restlichen Olivenöl auf jeder Seite 2–3 Minuten braten. Nach dem Wenden salzen und mit Rosmarin bestreuen. Das Gurkengemüse mit den Lammkoteletts auf Tellern anrichten.

🍴 Auch für Blutgruppe 0 und B geeignet; Bluttyp 0 sollte den Sauerrahm durch Sojaquark ersetzen.

Die ideale Kost für Blutgruppe AB

Würzige Kaninchenkeulen
Zubereitungszeit: 45 Minuten

Zutaten
4 hintere Kaninchenkeulen, Salz, Piment, 1 EL Olivenöl, 1 Knoblauchzehe, gehackt, 1 Zweig Thymian, 1 Zweig Rosmarin, 0,2 l Weißwein, 2 Fleischtomaten, 6 entsteinte grüne Oliven

Mageres rotes Fleisch kann ein- bis dreimal wöchentlich auf dem Speiseplan stehen

- ➤ Die Kaninchenkeulen mit Salz und Piment einreiben. Den Backofen auf 200 °C vorheizen. Kaninchenkeulen im heißen Öl von beiden Seiten anbraten. Knoblauch, Thymian und Rosmarin dazugeben und mit dem Wein löschen. Im zugedeckten, feuerfesten Topf 15–20 Minuten im Backofen schmoren lassen.
- ➤ Die Tomaten in kochendem Wasser blanchieren, häuten und in kleine Würfel schneiden. Die Oliven halbieren, mit den Tomaten zum Kaninchen geben. Ohne Abdeckung weitere 10 Minuten braten, dabei gelegentlich mit der Sauce begießen.
- ➤ Das Fleisch herausnehmen und kurz ruhen lassen. Die Sauce bei Bedarf noch etwas einkochen lassen. Das Fleisch in kleinen Scheiben von den Keulen schneiden, auf einer vorgewärmten Platte anrichten und mit der Sauce umgießen.
- ➤ Beilage: Löwenzahnsalat.

🍴 Auch für Blutgruppe 0 geeignet.

Reistopf süß-sauer
Zubereitungszeit: 35 Minuten

Zutaten
200 g Parboiled Reis, Meersalz, ½ kleine Ananas, 8 kleine Schalotten, 2 EL Erdnussöl, 2 EL milder Curry, 3 EL Weißwein, 4 Blätter frische Minze

- ➤ Den Reis in ½ l kochendes Salzwasser geben und etwa 30 Minuten zugedeckt bei schwacher Hitze ausquellen lassen.
- ➤ In der Zwischenzeit die Ananas schälen und in kleine Stücke schneiden. Die Schalotten schälen, größere halbieren und im heißen Öl anbraten. Mit Curry bestreuen und mit Wein begießen. Zugedeckt bei

Bekömmlich und köstlich: abwechslungsreiche Hauptgerichte

schwacher Hitze etwa 10 Minuten schmoren lassen, dabei gelegentlich die Pfanne rütteln. Ananasstückchen dazugeben und kurz mitbraten.
➤ Den fertig gegarten Reis in die Schalotten-Ananas-Pfanne geben, alles gut vermischen und bei Bedarf nachwürzen. Mit fein geschnittener Minze bestreut servieren.

Auch für alle anderen Blutgruppen geeignet, wenn das Erdnussöl durch Olivenöl ersetzt wird.

Der gelbliche, schonend geschälte Parboiled Reis enthält im Vergleich zum Weißreis mehr B-Vitamine und etwas mehr Mineralstoffe

Gemüsetopf mit Fisch
Zubereitungszeit: 30 Minuten

Zutaten
1 mittelgroße Zwiebel, gehackt, 2 EL Butterschmalz, 150 g Karotten, 300 g tiefgekühlter Brokkoli, 250 g mehlig kochende Kartoffeln, ½ l Gemüsebrühe (aus Extrakt), Meersalz, 1 TL Thymian, Wein, 750 g gemischtes Fischfilet (z. B. Kabeljau, Rotbarsch, Roter Schnapper), Saft von 1 Zitrone, 1 Bund Dill, 200 g Sauerrahm oder Sojaquark (Tofu)

➤ Zwiebeln in einem großen Topf im heißen Butterschmalz glasig dünsten. Inzwischen die geschälten Karotten in feine Scheiben und den angetauten Brokkoli in mundgerechte Stücke schneiden. Beides zu den Zwiebeln geben und kurz mitdünsten lassen.

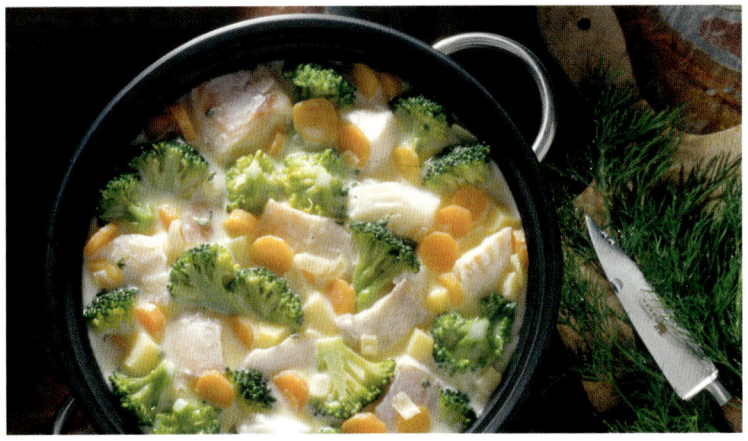

Die ideale Kost für Blutgruppe AB

➤ Die Kartoffeln schälen, waschen und in kleine Würfel schneiden. In den Topf geben, Gemüsebrühe dazugießen und aufkochen. Mit Salz und Thymian würzen, den Wein zugießen, 15 Minuten köcheln lassen.
➤ In der Zwischenzeit den Fisch waschen, trockentupfen und in mundgerechte Würfel schneiden. Mit Zitronensaft beträufeln und salzen. Den abgebrausten Dill trockentupfen, abzupfen und fein schneiden.
➤ Die Fischwürfel in das Ragout geben und bei milder Hitze in 6–8 Minuten gar ziehen lassen. Sauerrahm oder Sojaquark unterrühren und nochmals abschmecken. Zuletzt den Dill einstreuen.
➤ Beilage: Knuspriges Brot (empfohlene Sorten).

🍴 Mit kleinen Abwandlungen auch für alle anderen Blutgruppen geeignet: Bluttyp 0 und A sollten die Kartoffeln ganz weglassen oder durch Topinambur ersetzen. Außerdem sollte Bluttyp 0 Sojaquark statt Sauerrahm verwenden.

Haferflockenpfannkuchen mit Grünkohl
Zubereitungszeit: 50 Minuten

Zutaten
2–3 Zwiebeln, gehackt, 8 EL Olivenöl, 450 g tiefgekühlter, grob gehackter Grünkohl, ¼ l Wasser oder Gemüsebrühe (aus Extrakt), 80 g feine Haferflocken, 60 g Dinkelmehl, 4 Eier, Salz, ½ l Magermilch, 1 TL Senf

➤ Zwiebeln in 3 EL heißem Olivenöl anschwitzen. Den gefrorenen oder angetauten Grünkohl dazugeben und mit der Brühe auffüllen. Bei schwacher Hitze 40 Minuten garen, dabei mehrmals umrühren.
➤ In der Zwischenzeit die Haferflocken mit Mehl, Eiern, etwas Salz und 2 EL Olivenöl verrühren. So viel Milch dazugeben, dass ein dünnflüssiger Teig entsteht. Etwas quellen lassen.
➤ Nacheinander im restlichen Olivenöl Pfannkuchen ausbacken und warm stellen.
➤ Den Grünkohl mit Salz und Senf abschmecken und mit den Pfannkuchen auf Tellern anrichten.

🍴 Auch für Blutgruppe A und B geeignet; Bluttyp A sollte aber die Magermilch durch Sojamilch, Kefir oder Joghurt ersetzen.

Auch das könnte Ihnen schmecken

AUCH DAS KÖNNTE IHNEN SCHMECKEN Rezepte	Blutgruppe
Frische Feigen mit Weinschaum (Seite 49)	0
Hirsequark mit blauen und roten Beeren (Seite 50)	0
Wildgeschnetzeltes mit Weintrauben (Seite 50)	0
Lammtopf mit Tomaten und Zucchini (Seite 53)	0
Provenzalischer Knoblauchhecht (Seite 57)	0
Renke Fischer-Art (Seite 58)	0
Spinatgratin mit Karotten (Seite 60)	0
Römischer Salat mit rosa Grapefruits (Seite 67)	A
Löwenzahnsalat mit Knoblauchcroûtons (Seite 67)	A
Brunnenkresse mit Kohlrabi-Apfel-Rohkost (Seite 68)	A
Grüne-Bohnen-Salat (Seite 69)	A
Früchtecocktail mit Geflügel (Seite 70)	A
Gemischte Beeren mit Zimtsabayon (Seite 70)	A
Sauerkirschgrütze mit Mandelsplittern (Seite 71)	A
Lachskotelett auf Lauch (Seite 72)	A
Gebratene Forellenfilets mit Mandeln (Seite 72)	A
Rotbarsch in Zitronensauce (Seite 74)	A
Weinbergschnecken-Omelett (Seite 74)	A
Spinat mit Schafskäse und Pinienkernen (Seite 76)	A
Geschmorter Spargel mit Kerbelsauce (Seite 76)	A
Rote Linsen mit Fenchel (Seite 77)	A
Pilzsalat mit Kräutern (Seite 83)	B
Zucchini-Karotten-Rohkost (Seite 84)	B
Marinierter Mozzarella auf Radicchio (Seite 85)	B
Französische Gemüsecremesuppe (Seite 86)	B
Ausgebackene Auberginenscheiben (Seite 86)	B
Blumenkohl auf indische Art (Seite 88)	B
Pilze mit Spinatfüllung (Seite 89)	B
Hammelkoteletts mit Fenchel-Birnen-Gemüse (Seite 89)	B
Rotkrautsalat mit Truthahnleber (Seite 90)	B
Kabeljaukoteletts mit Petersiliensauce (Seite 93)	B

Die Autorin:
Anita Heßmann-Kosaris lebt und arbeitet als freie Fachjournalistin, Sachbuchautorin und Heilpraktikerin in der Nähe von Frankfurt/M. Sie hat zahlreiche Artikel und Bücher zu Gesundheitsthemen geschrieben. Im Mosaik Verlag erschienen ihre Ratgeber »Labortests und medizinische Untersuchungen verstehen«, »Die Blutgruppen-Diät« und »Parasiten – nein danke!«.

Bildnachweis:
P. Bourrier 5, 15
Mosaik Verlag 33, 89, -/Beer 18, 81,
-/Brauner 3, 21, 34, 38, 46, 51, 53, 56, 57, 60, 70, 71, 85, 94, 98, 101, 109, -/Eising 58, 67, 93, -/Feuz 91, 92,
-/Goldmann 44, 75, 78, -/Kerth 31, -/Newedel 43, -/Piepenstock 9,
-/Pudenz 103, -/Seiffe 106, -/Teubner 26, 28, 32, 49, 59, 68, 72, 84, 87, 102
PhotoDisc Inc. 2, 7, 52, 61, 65
StockFood/Eising 12

Redaktion: Annette Baldszuhn
Bildakquisition: Elisabeth Franz
Einbandgestaltung: Heinz Kraxenberger
Einbandfoto: Bildarchiv Kraxenberger

© 2000 Mosaik Verlag München
in der Verlagsgruppe Bertelsmann / 5 4 3 2 1
Satz: Buch-Werkstatt GmbH, Bad Aibling
Druck: Alcione, Trento
Bindung: Ecoprint, Lavis-Trento
Printed in Italy
ISBN 3-576-11496-3